ABDOS FESSIERS ZÉRO BLABLA

AU PROGRAMME

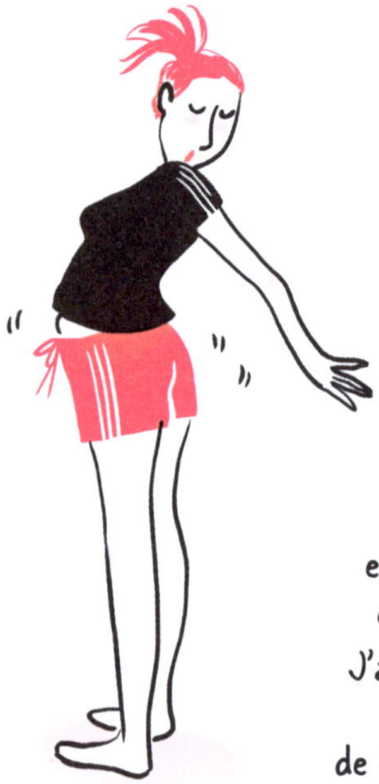

À toutes celles qui se battent
contre le syndrome de la fesse molle
et des abdos plus mousse que tablette au
chocolat… ce petit livre est pour vous !

J'ai la prétention de dire qu'il vous donnera
du baume au cœur lors de vos séances
de renforcement musculaire et vous montrera
que, si vous en avez envie, vous aussi vous pouvez
avoir un fessier tonique et un ventre plat !

Mon message le plus important restera toujours :
« Faites du bien à votre corps pour que
votre âme ait toujours envie d'y rester. »

En d'autres termes, prenez du plaisir
à prendre soin de vous !

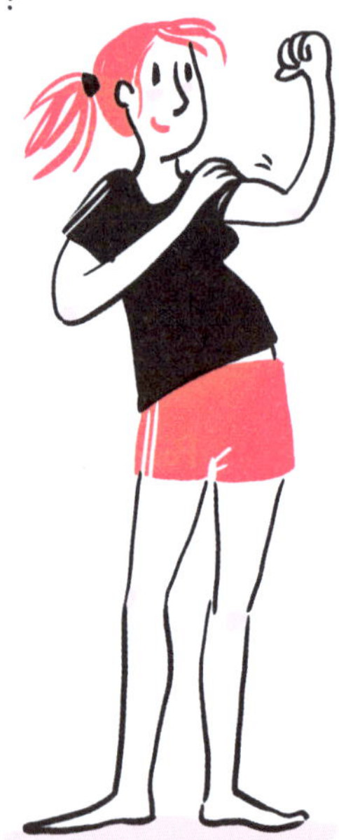

PRENEZ SOIN DE VOUS !

ASTUCE N° 1

→ Je bois au réveil un verre d'eau tiède avec le jus d'un demi-citron : c'est mon geste détox du matin.

ASTUCE N° 2

→ Je prends mon temps pour manger, au calme : bye-bye les ballonnements et les crampes.

ASTUCE N° 3

→ Pour bouger un peu tous les jours, je glisse quelques exercices dans mon quotidien et je pense à me tenir droite.

ASTUCE N° 4

→ Je me masse tous les jours le ventre et les fesses et je les gomme une fois par semaine.

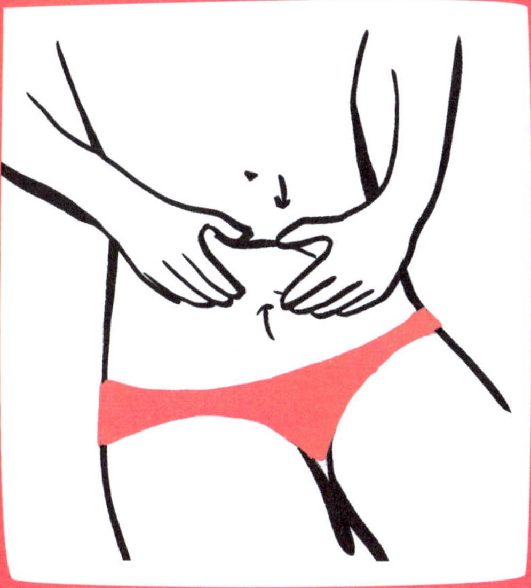

QUELQUES RAPPELS ANATOMIQUES

(ça ne fait jamais de mal !)

UN RÔLE CENTRAL

Les abdos sont au milieu du corps. Ils ont un rôle central tant sur le plan esthétique que sur le plan physiologique.

→ **Sur le plan esthétique,** des abdos toniques donnent un **ventre plat** et une **taille fine.** Mais ils sont aussi la clé d'une belle posture, car nos abdominaux les plus profonds s'insèrent dans la colonne vertébrale.

→ **Sur le plan physiologique,** de bons abdos sont essentiels pour **bien digérer.** À chaque contraction de vos muscles, c'est une centaine de microcontractions qui massent vos intestins et les aident à éliminer les déchets. Une aide précieuse pour limiter les ballonnements et favoriser un ventre plat.

Quant aux fessiers, ils font partie des muscles les plus puissants du corps avec ceux des cuisses, les quadriceps. Tout comme les abdos, ils permettent de limiter les maux de dos. D'où l'intérêt de les solliciter un maximum grâce à différents exercices !

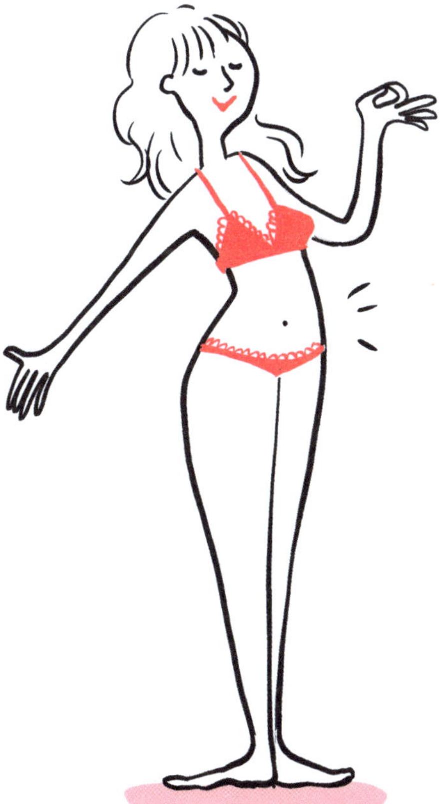

LA GRANDE FAMILLE DES ABDOS

Le grand droit : c'est la partie visible des abdos, la fameuse tablette de chocolat ! Ce long muscle superficiel s'accroche sur le sternum et les 5e, 6e et 7e côtes, et descend à la verticale jusqu'au pubis. Il a pour rôle de nous faire pencher vers l'avant.

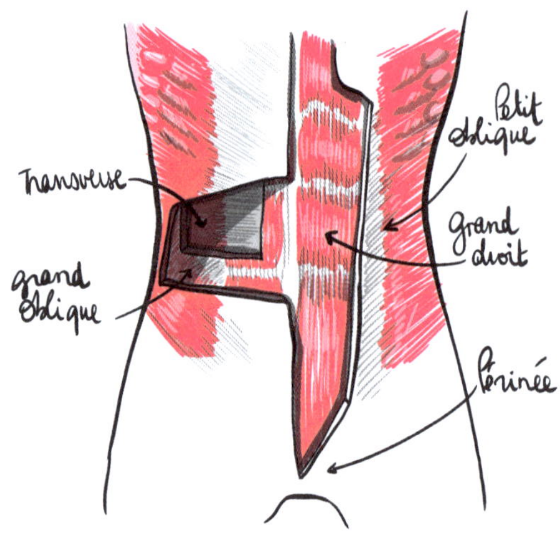

Le muscle transverse : nous ne pouvons pas le voir, car il fait partie des muscles profonds. Il se situe sous le grand droit et s'accroche à la colonne vertébrale. C'est notre gaine naturelle qui retient nos organes. La clé d'un ventre plat. Comment le percevoir ? En toussant ou en contractant le périnée ! Au fur et à mesure de votre lecture, vous allez faire sa connaissance !

Les petits obliques : de chaque côté de la taille, ils proviennent des quatre dernières côtes et viennent s'attacher sur la hanche et un peu sur le bas du dos. Ils ont plusieurs rôles : l'inclinaison du buste, sa rotation. Lorsque votre bassin ne bouge plus, ils permettent de pencher le buste sur l'avant, aidant ainsi le grand droit. Ils jouent aussi un rôle lors de l'expiration.

Les grands obliques : ils couvrent le devant et le côté du ventre, de chaque côté de la taille. Ils s'insèrent sur les sept dernières côtes et viennent s'attacher sur la crête iliaque, l'os de la hanche sur le côté. C'est grâce à eux qu'on peut pencher le buste sur le côté.

Le périnée : c'est le plancher de notre corps. Parallèle au sol, il s'insère sur le coccyx et vient se terminer sur le pubis. Imaginez un hamac composé de plusieurs faisceaux musculaires, qui retient les organes et les préserve des chocs. Lors du travail des abdos, il doit être constamment sollicité. Pour vous aider à le visualiser, imaginez un ascenseur qui monte plus vous le contractez. Je dis souvent qu'il y a 3 étages : le premier étage est l'étage de base ; vous devez le contracter lors de la marche. Les deuxième et troisième étages seront sollicités lorsque vous ferez vos exercices.

COMMENT BIEN SE PLACER ?

Tous ces muscles forment ce que j'appelle « la maison ».
À chaque mouvement, la maison doit être verrouillée :

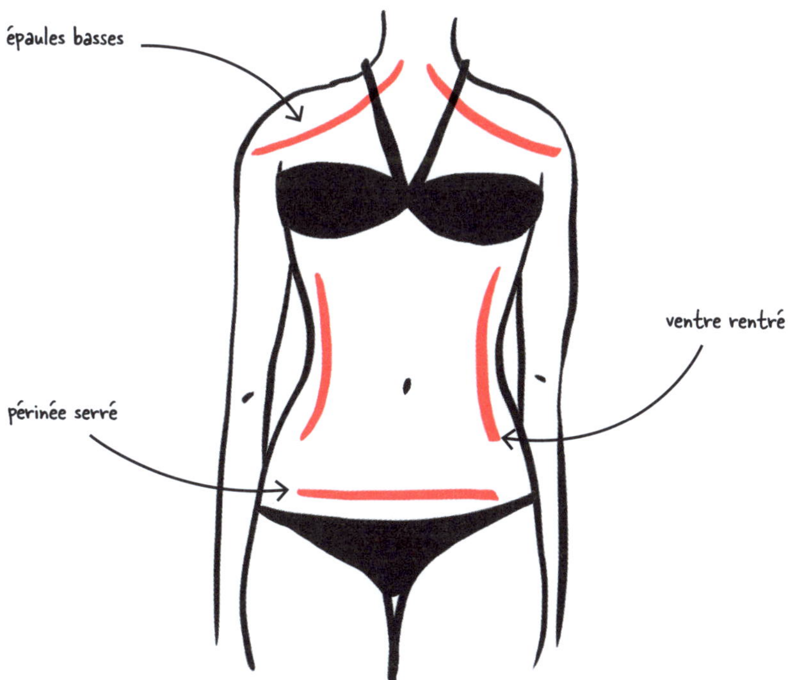

BON À SAVOIR

Une maison verrouillée vous préservera des maux de dos et des mauvais placements lors de vos séances de gym.

LA GRANDE FAMILLE DES FESSIERS

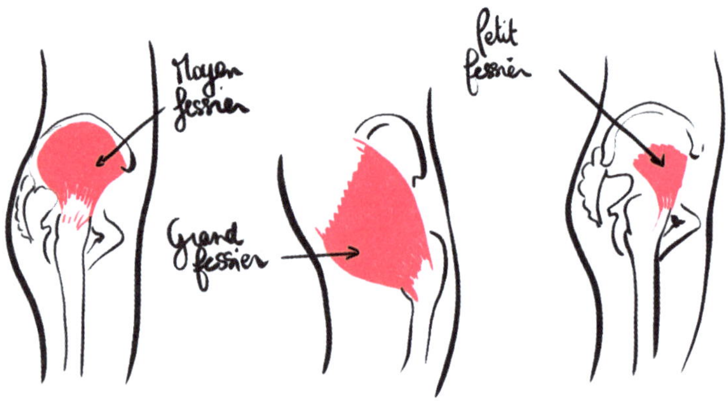

Le grand fessier : c'est un muscle très charnu qui recouvre toute la fesse. Il commence sur la hanche, le sacrum et le coccyx, puis vient s'accrocher en diagonale sur le côté et l'arrière du fémur (l'os de la cuisse). Il est le muscle le plus volumineux et le plus puissant du corps ! C'est grâce à lui que l'homme préhistorique a pu se redresser. Son rôle est de permettre l'extension de la hanche (pour la marche par exemple ou les battements arrière) et la rotation de la cuisse vers l'extérieur (pensez aux ballerines).

Le moyen fessier : c'est un muscle épais en forme d'éventail, situé sur le côté de la hanche. C'est grâce à lui que votre fesse est arrondie ! Il sert à écarter la jambe ou à faire un pas de côté, ainsi qu'à tourner la cuisse vers l'extérieur, à nouveau comme dans la première position en danse classique. Dans ce livre, vous verrez qu'il y a beaucoup d'exercices tirés de ma pratique de la barre au sol.

Le petit fessier : celui-ci est épais, aplati et triangulaire. Très profond, il se cache sur la face extérieure du bassin et est recouvert par le moyen fessier. Sa contraction permet de refermer les jambes, de monter le genou et de tourner la cuisse vers l'intérieur.

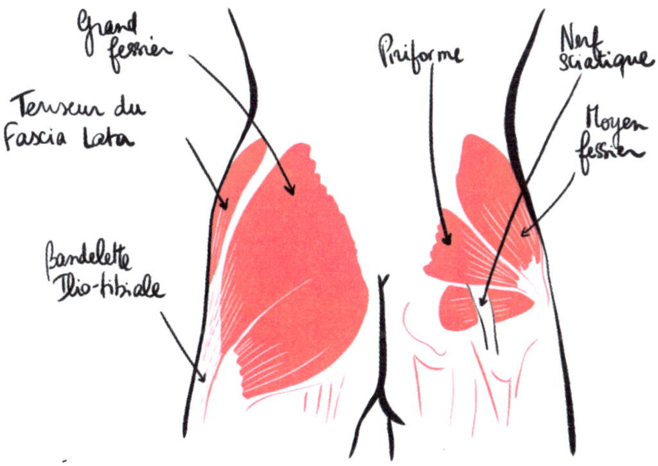

Les lombaires : ces muscles sont des muscles extenseurs de la colonne vertébrale, ils redressent le dos. Ils s'insèrent dans les dernières côtes et descendent jusque sur le sacrum. Ils sont donc étroitement liés avec la contraction des fessiers. Leur rôle est multiple : quand le mouvement est d'un seul côté, ils provoquent une inclinaison latérale du buste. Mais ils permettent aussi la rotation du buste.

Les pyramidaux ou piriformes : ce sont des muscles petits et puissants qui se trouvent dans le bassin. Ils sont souvent responsables des problèmes de sciatique. Leur rôle est de stabiliser les hanches, d'ouvrir et de monter les genoux. Ils partent de l'intérieur du sacrum pour aller s'accrocher sur la partie supérieure de notre fémur (le grand os de la cuisse). Vous les sentez travailler lors de l'exercice du petit chien, lorsque vous êtes à quatre pattes !

LE BON MATÉRIEL

Pour réaliser les exercices de ce livre, vous n'aurez besoin que d'un tapis. Mais pour vous challenger et progresser, certains exercices pourront être faits avec des accessoires. Vous les avez peut-être déjà chez vous, en train de prendre la poussière : c'est le moment de les sortir, ils vous seront très utiles dans votre quête de la fesse ferme et des abdos toniques.

➜ **Un tapis de sol** un peu épais, pour préserver vos genoux pour les exercices à quatre pattes ou en appui sur les coudes. Il doit être antidérapant pour assurer votre stabilité.

➜ **Une paire d'haltères de 3 kg** au minimum pour obliger vos fessiers à bien se contracter. Souvenez-vous, le fessier est le muscle le plus puissant du corps, il faut donc le bousculer un peu pour le voir s'arrondir !

➜ **Un élastique :** j'aime particulièrement les grandes bandes élastiques qui permettent de réaliser une multitude d'exercices. Bon à savoir : chaque couleur offre une résistance différente.

➜ **Un step :** très intéressant pour changer les angles de travail de vos muscles fessiers. Le step permet une plus grande amplitude dans le mouvement, en surélevant les pieds pour aller chercher une plus grande contraction musculaire. Il peut aussi faciliter certains exercices d'abdos. Par exemple, en faisant la planche les mains en appui sur le step et les pieds au sol, vous aurez moins de chance d'être mal placée au niveau de votre dos.

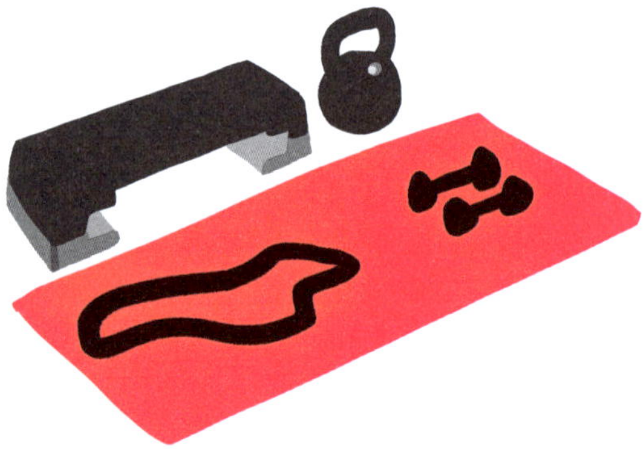

➜ **Le kettelbell :** cet accessoire en forme de cloche est incroyable pour augmenter les poids sans se blesser. Très efficace pour les fentes, les squats mais aussi certains abdos, réservez-le pour la phase 2 de votre entraînement, c'est-à-dire lorsque vous maîtriserez tous les exercices de ce livre !

ET SI J'AI BESOIN DE COURS POUR ME MOTIVER ?

Si vous êtes fan des cours collectifs en salle de sport, je vous recommande les cours suivants, en plus de mes exercices :

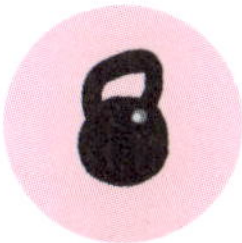

→ **Les cours Total Body :** ils dispensent un renforcement musculaire de l'ensemble du corps, avec différents matériels (poids, barre, haltères).

→ **Les cours d'abdos-fessiers :** ils vous permettront de varier vos exercices ainsi que les intensités.

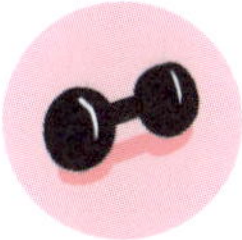

→ **La musculation pure :** rien de tel que de travailler avec des barres et des poids un peu lourds pour, de temps en temps, « choquer » le muscle et vous faire progresser rapidement. Attention, n'y allez pas trop fort, sinon gare aux courbatures !

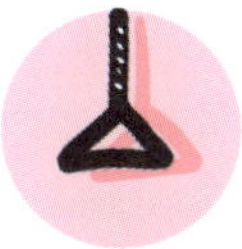

→ **Les cours de TRX :** suspendue à des sangles, découvrez une multitude d'exercices où votre équilibre est mis à rude épreuve. Idéal pour bien solliciter les muscles des cuisses, des fessiers et du dos.

→ **La barre au sol et autres cours de danse :** parfait pour travailler sa grâce, mais aussi son endurance musculaire et sa posture. Les fessiers et les abdos sont en permanence sollicités.

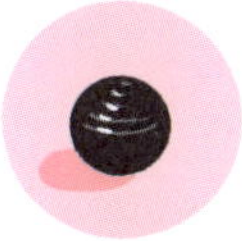

→ **Les cours avec Swiss Ball :** ils vont travailler votre posture, votre équilibre donc vos abdos et vos fessiers, le tout de façon ludique pour vous muscler en profondeur.

→ **Le Pilates et le yoga :** axés sur la respiration, ces cours sont excellents pour affiner la taille, renforcer le dos et les abdos.

LES SPORTS QUI BOOSTENT

Pour vous aider à atteindre vos objectifs, il est essentiel que vous pratiquiez plusieurs activités différentes pour solliciter un maximum vos muscles et ainsi les obliger à sortir de leur zone de confort ! Voici ceux que je vous recommande.

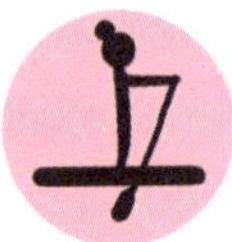

➜ **Le paddle :** très en vogue, cette pratique sportive consiste à monter sur une longue planche flottant sur l'eau et à s'aider d'une pagaie pour se promener. L'équilibre étant très précaire, c'est un excellent exercice pour travailler les lombaires, les obliques (la taille) et les abdominaux en profondeur. Quant aux fessiers, ils sont aussi très sollicités, car ils doivent constamment se contracter pour stabiliser votre posture, sinon, c'est la chute !

➜ **Le roller :** qu'il soit avec des roues parallèles ou alignées, le roller est incontournable pour remonter les fessiers, éliminer la culotte de cheval et travailler ses abdos.

➜ **Les danses latines de salon :** rien de tel que les déhanchés endiablés pour affiner sa taille, aplatir son ventre et le sculpter.

➜ **Les sports de raquettes :** ils sont redoutables pour travailler les appuis, donc les fessiers, surtout les petits, moyens et pyramidaux. Ils dessinent le creux de la fesse et la remontent. À vos raquettes !

➜ **Les sports dansés :** que ce soit de la danse classique, du jazz ou une autre discipline, vos abdos, votre taille et vos fessiers seront sculptés à souhait. Car c'est dans le mouvement permanent que les muscles sont le plus sollicités !

MES SMOOTHIES POUR ÊTRE BELLE ET TONIQUE

GREEN BEAUTY SMOOTHIE

Pour 1 personne
Temps de préparation : 5 minutes

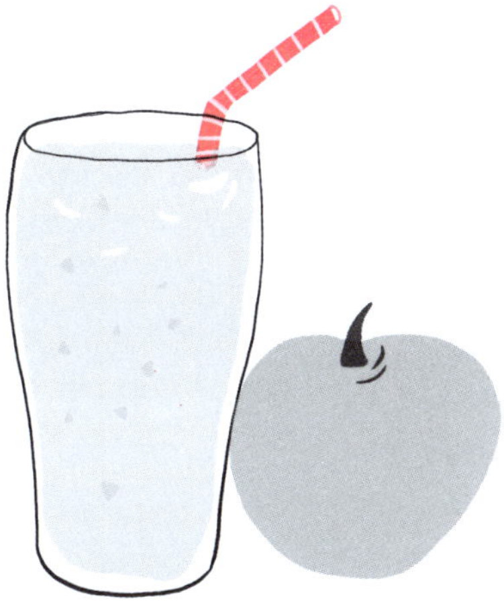

1 grosse pomme verte
20 cl de lait d'amande
2 c. à soupe de germe de blé

Lavez et pelez la pomme. Coupez-la en 4, ôtez le cœur et les pépins. Mettez tous les ingrédients dans un blender et mixez jusqu'à obtention d'une consistance lisse.

POURQUOI ÇA ME FAIT DU BIEN

La pomme, riche en eau et en fibres, favorise la digestion.

Le germe de blé est un véritable complément alimentaire riche en vitamines, bon pour votre flore intestinale et votre peau !

Quant au lait d'amande, il remplace avantageusement le lait de vache s'il n'est pas sucré. Il est facile à digérer et adoucit le goût acide de la pomme.

SMOOTHIE VENTRE PLAT

Pour 2 personnes
Temps de préparation : 5 minutes

1 bulbe de fenouil
1 gros concombre
2 yaourts bulgares
3 c. à soupe de jus de citron
4 glaçons
Sel, poivre
Persil, aneth et coriandre ciselés
1 c. à soupe d'huile d'olive

Lavez et coupez le fenouil et le concombre. Pour une meilleure digestion, vous pouvez épépiner le concombre. Mixez longuement tous les ingrédients dans un blender. La consistance doit être entre le jus et le smoothie. Servez bien frais dans des verres et sirotez à la paille !

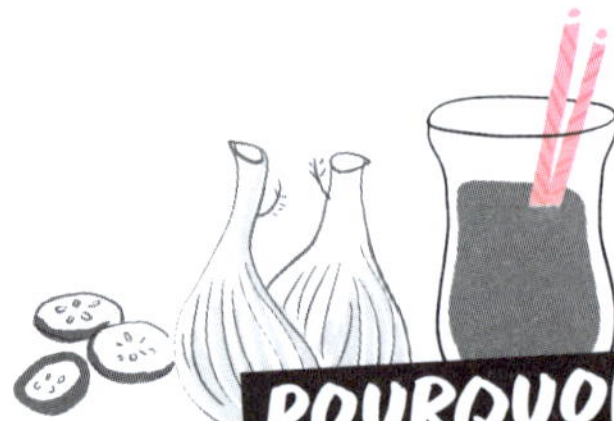

POURQUOI ÇA ME FAIT DU BIEN

Le fenouil est riche en vitamines et en antioxydants. Il lutte aussi contre les inflammations du corps.

Le concombre, lui, est riche en eau et réhydrate le corps.

Le citron est alcalinisateur : il va basifier le pH de votre corps et favoriser les échanges entre les cellules, favorisant ainsi l'élimination.

Les yaourts sont une source de protéines qui calmera votre envie de sucre.

Enfin, les herbes sont riches en antioxydants et ajoutent une note parfumée.

SMOOTHIE BELLE PEAU

Pour 1 personne
Temps de préparation : 5 minutes

2 kiwis
1 c. à café de thé vert
1 citron
1 c. à soupe de sirop d'agave

Épluchez les kiwis. Faites infuser le thé vert dans une tasse d'eau bouillante et laissez-le refroidir. Mettez tous les ingrédients dans le blender et mixez jusqu'à obtention d'une consistance lisse.

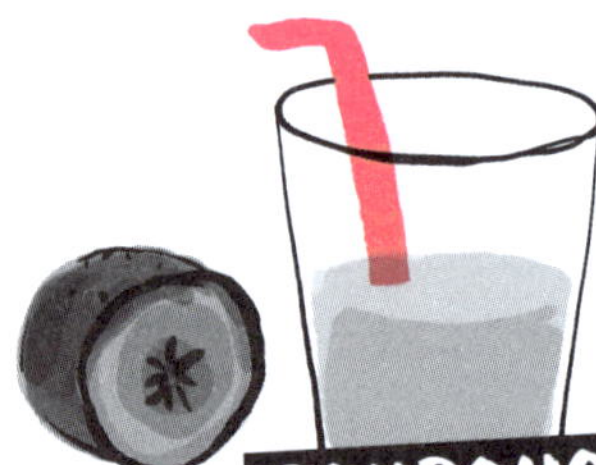

POURQUOI ÇA ME FAIT DU BIEN

Le kiwi est riche en vitamine C.

Le thé vert est un puissant antioxydant et un drainant naturel.

Le citron illuminera votre teint.

Quant au sirop d'agave, c'est un sucre naturel.

MON PALPER-ROULER POUR METTRE TOUTES LES CHANCES DE VOTRE CÔTÉ

Voici deux techniques de palper-rouler qui activeront votre circulation sanguine et viendront à bout – à condition de persévérer – de ce petit gras bien installé.

MASSAGE CIAO P'TIT GRAS !

À répéter aussi souvent que possible

À la sortie de la douche, appliquez une crème ou une huile anticellulite sur votre ventre et la taille. Ensuite, à l'aide de vos doigts et de votre pouce, formez une pince pour attraper la peau et démarrez au niveau de votre poignée d'amour, puis roulez votre peau sous les doigts en direction de votre nombril. Recommencez de l'autre côté et effectuez des lignes horizontales sur tout votre ventre, en roulant bien votre peau pour casser les cellules graisseuses. Puis partez du bas du ventre et remontez de la même façon en roulant la peau sous vos doigts pour former des lignes verticales. Faites ainsi une dizaine d'allers.

À la fin de votre massage, votre ventre sera un peu rouge, signe que vous aurez bien activé votre circulation sanguine !

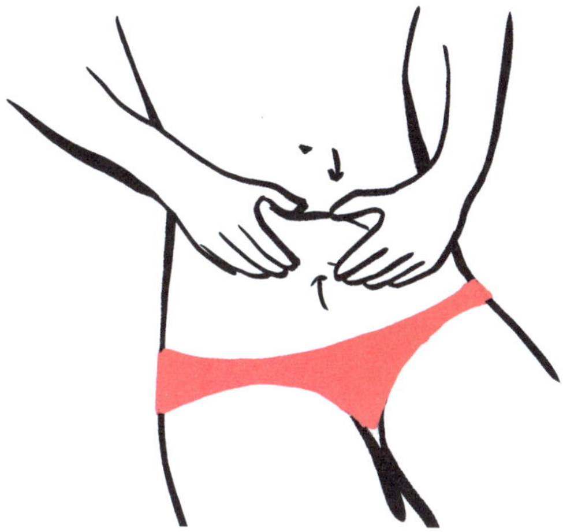

MASSAGE JOLIES FESSES

Idéalement tous les jours

À la sortie de la douche, appliquez une crème ou une huile anticellulite sur vos fesses en faisant de grands cercles.
À l'aide de vos doigts et de votre pouce, formez une pince pour attraper la peau et démarrez par le bas d'une fesse. Roulez votre peau en allant vers le haut de la fesse puis recommencez en effectuant ligne après ligne verticale pour travailler toute la fesse. Faites une dizaine d'allers, toujours en direction du cœur, pour favoriser l'élimination, avant d'attaquer l'autre fesse.

POURQUOI ÇA ME FAIT DU BIEN

Ce type de massage permet de casser les cellules graisseuses et d'accélérer votre circulation sanguine. Faites-le tous les jours pour constater rapidement un maximum de résultats ! À la clé, un grain de peau affiné et une peau hydratée.

LE P'TIT TRUC EN PLUS

Préférez faire vos massages à la sortie de la douche, lorsque la peau est attendrie et prête à recevoir des soins. Lait hydratant, crème ou huile anticellulite, c'est votre ventre et vos fesses qui vont être contents de l'attention que vous leur portez !

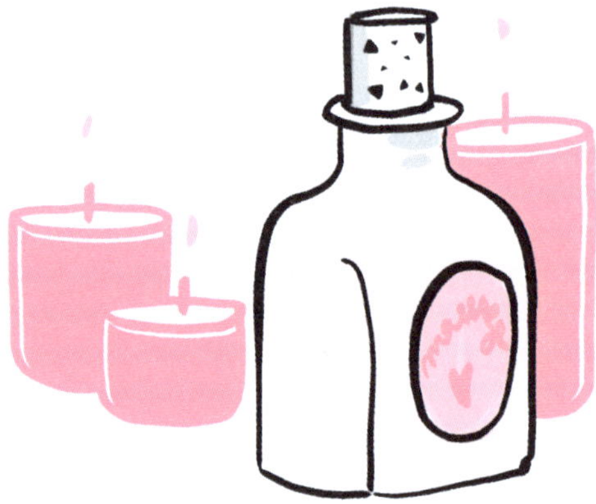

ÉCHAUFFEMENT

LA CORDE À SAUTER, POUR CHAUFFER LE CŒUR

Rien de tel que quelques sauts de corde pour échauffer son cœur, tonifier et préparer l'ensemble de son corps à travailler !

UN MUSCLE CHAUD EST UN MUSCLE BIEN VASCULARISÉ QUI SE CONTRACTE MIEUX !

1

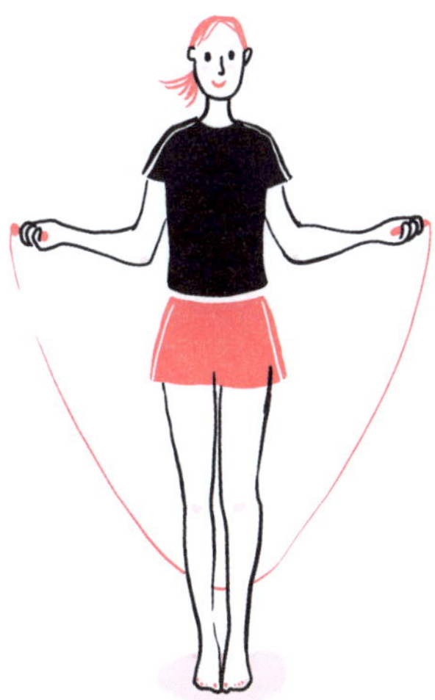

2

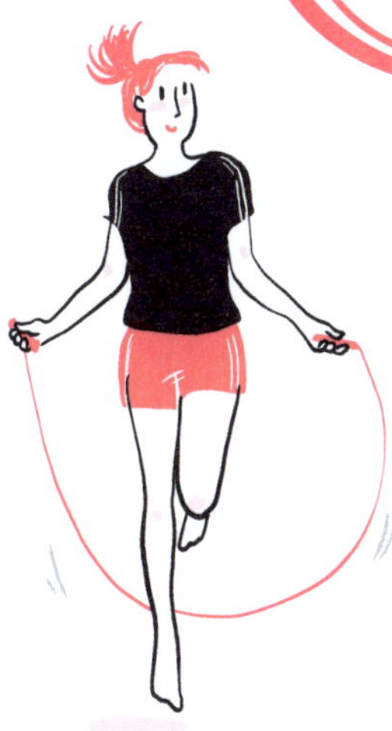

1. Départ : les genoux souples, le dos et la tête droits, votre maison légèrement verrouillée.

2. Sautez soit en alternant les pieds, soit les deux pieds ensemble. Vous devez toujours rester sur demi-pointes pour bien amortir les chocs. Les coudes sont placés de chaque côté de votre taille, ce sont vos poignets qui donnent le tempo, les jambes n'ont plus qu'à suivre !

→ Commencez par effectuer 3 séries de 20 à 30 sauts.

LES JUMPING JACKS, POUR CEUX QUI N'AIMENT PAS LA CORDE À SAUTER !

Les sauts, sans la corde à sauter : vous n'aurez plus aucune excuse pour ne pas travailler !

1

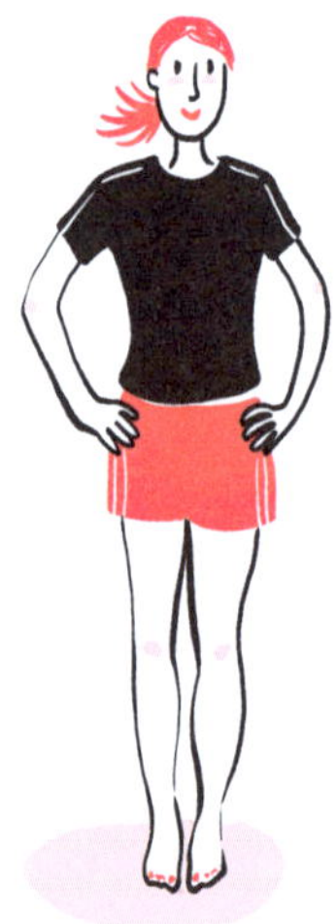

2

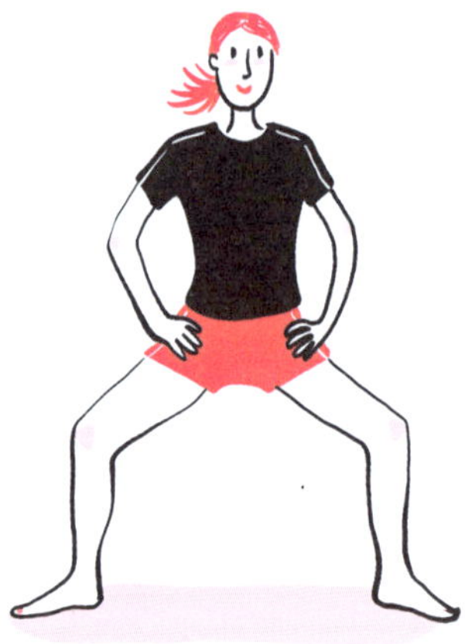

1. Départ : debout les pieds serrés, les mains sur la taille.

2. Sautez en écartant les jambes, les pointes de pieds vers l'extérieur. Puis sautez de nouveau pour revenir dans la position de départ.

Trouvez votre rythme et enchaînez les sauts en soufflant lors de l'ouverture et en inspirant lors de la fermeture des pieds. Là aussi, votre maison doit rester verrouillée.

→ 3 séries de 20 répétitions.

LES BURPEES POUR LES PLUS SPORTIVES

La version la plus tonique pour démarrer votre séance !

1

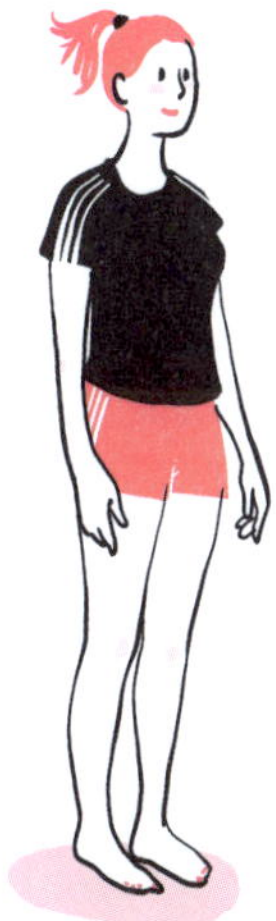

2

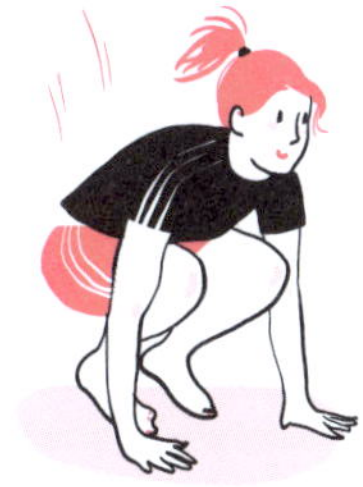

3

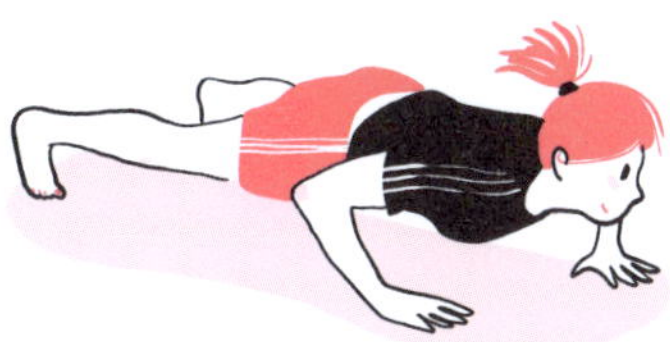

4

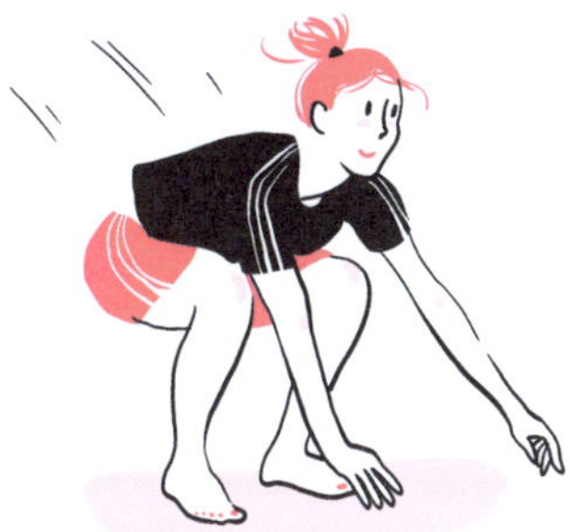

1. Départ : debout les pieds serrés.

2. Accroupissez-vous pour poser les mains à plat au sol juste devant vos pieds.

3. Puis reculez vos deux pieds en sautant et venez-vous mettre le ventre au sol.

4. Redressez ensuite votre buste légèrement en serrant fort votre ventre et ramenez les pieds en sautant près de vos mains avant de revenir debout.

→ 3 séries de 8 répétitions.

MON PLAN D'ATTAQUE POUR DES ABDOS FERMES

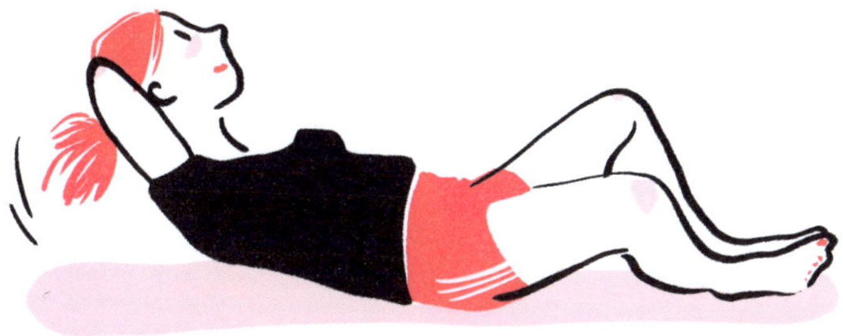

LES ESSENTIELS

→ J'ai choisi pour vous mes 12 exos préférés : à vous les tablettes de chocolat !

UN VENTRE GAINÉ, C'EST UN PÉRINÉE SERRÉ

→ N'oubliez pas de passer aux étages 2 et 3 lorsque vous réalisez vos exercices.

N'OUBLIEZ PAS DE RESPIRER !

→ Pour chaque exercice, je vous dis quand inspirer et quand expirer.

LA SIRÈNE

Un merveilleux exercice pour venir à bout de vos poignées d'amour… ou vous en préserver ! Il travaille la taille donc les muscles obliques, ainsi que le muscle transverse (le plus profond de votre ventre).

1

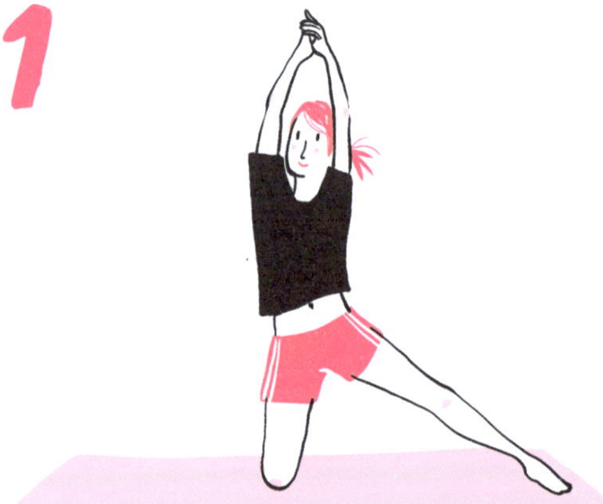

2

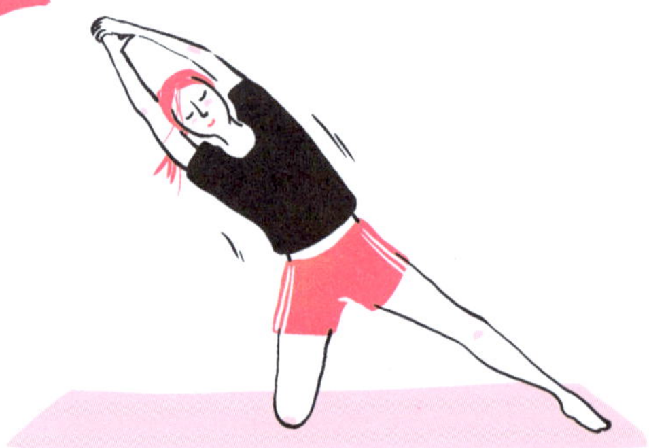

1. Départ : à genoux au centre de votre tapis. Montez les bras au plafond et collez vos paumes de mains en croisant tous les doigts sauf les index. La tête droite, vos épaules restent basses, le ventre rentré et le périnée verrouillé au niveau 1. Tendez votre jambe gauche sur le côté, le pied perpendiculaire et bien à plat sur le tapis.

2. Inspirez en inclinant votre buste sur la droite tout en le gardant le plus aligné possible. Expirez et serrez votre périnée au niveau 3 en revenant dans la position de départ.

→ 3 séries de 10 à 15 répétitions.

LES ABDOS PAPILLON

Un exercice qui demande de la patience pour bien ressentir le travail de votre sangle abdominale. C'est la version 2.0 des vieux crunches, que vous pouvez malheureusement encore pratiquer dans certaines salles de sport ou sur les réseaux sociaux. Les abdos papillon sont la base pour travailler un ventre plat et une taille fine en toute sécurité. Ils mobilisent le transverse et votre grand droit. Avant tout, calez votre respiration.

1

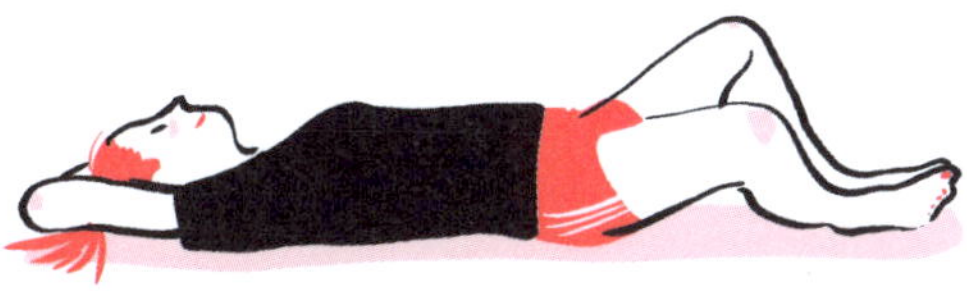

2

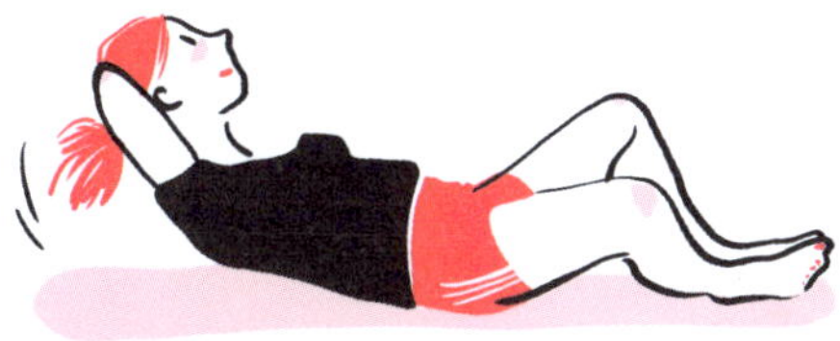

1. Départ : allongée sur le dos.
Les genoux sont fléchis, les pieds à plat et les mains derrière la tête. Ouvrez les genoux vers l'extérieur en gardant les pieds collés.

2. Inspirez sans bouger, puis expirez en décollant les épaules du sol sans écraser le bas du dos dans votre tapis. Votre tête doit rester dans l'axe : imaginez que vous tenez une pomme entre votre menton et vos clavicules. Votre colonne vertébrale doit rester dans sa position naturelle. Rentrez le ventre, serrez le périnée progressivement et abaissez les omoplates.
Votre ventre doit rester le plus plat possible tout au long de l'exécution. Rendez-vous page 7 pour vous rappeler le bon placement.

→ 3 à 4 séries de 15 à 20 répétitions.

LE GRIMPEUR CROISÉ

Un exercice physique qui demande de bons appuis et une maison bien verrouillée. Il renforce les abdos et affine la taille en sollicitant les obliques. Dans la foulée, vous sculptez aussi vos bras, c'est toujours cela de pris !

1

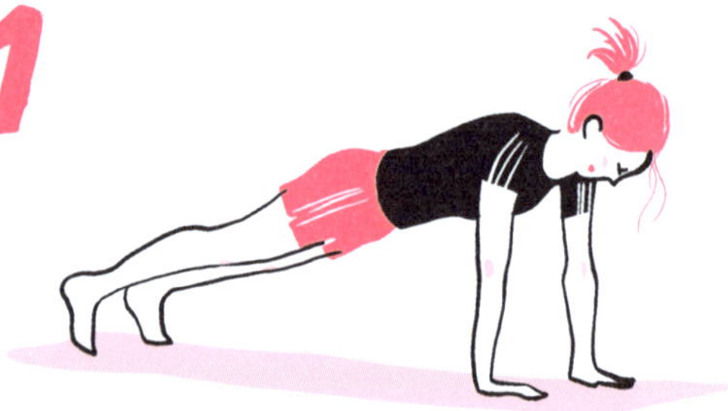

2

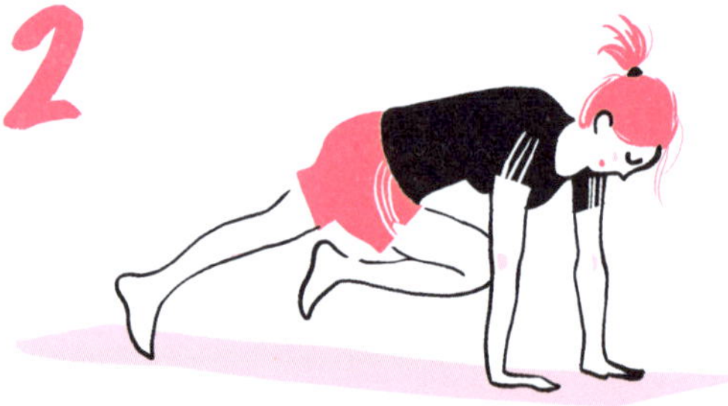

3

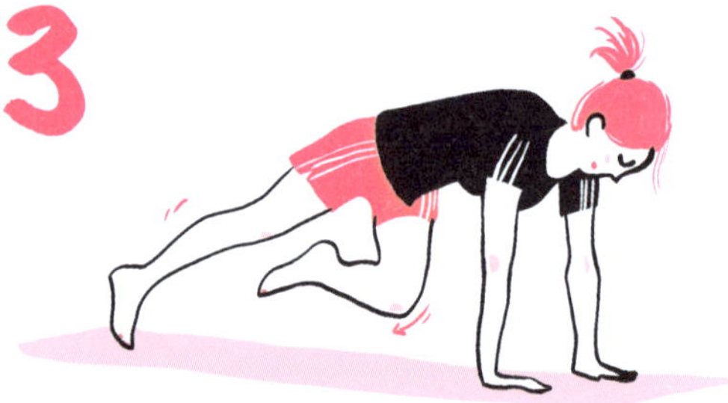

1. Départ : sur votre tapis à quatre pattes. Tendez les jambes pour venir en position de gainage. Le corps est parallèle au sol, les omoplates basses, le ventre rentré, le périnée serré et la tête dans l'axe, le regard en direction de vos mains.

2. Inspirez sans bouger puis soufflez en ramenant le genou droit vers le coude gauche. Inspirez de nouveau puis revenez dans la position initiale.

3. Soufflez et cette fois-ci amenez votre genou gauche vers le coude droit. Alternez ainsi les montés de genou en soufflant et en serrant le périnée au niveau 3 pour bien faire travailler le muscle transverse.

→ 3 séries de 20 répétitions.

LA BARQUE

Cet exercice est génial pour travailler en profondeur vos abdominaux, votre dos, et gagner en solidité et en équilibre. Vous développerez aussi votre concentration et votre confiance en soi. C'est une posture de yoga que j'aime beaucoup et qui, je l'espère, vous challengera un peu.

1

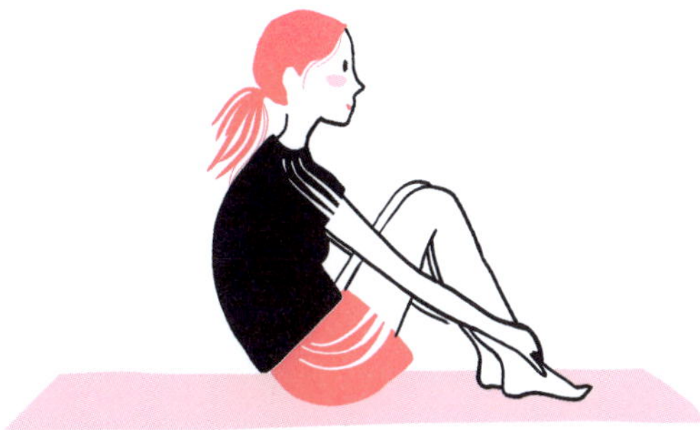

2

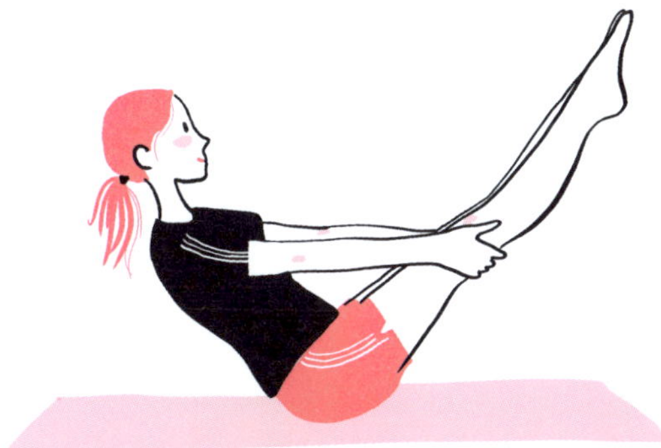

1. Départ : en position assise.
Inspirez et attrapez vos chevilles.

2. Expirez et décollez les talons du sol. Montez les tibias jusqu'à ce qu'ils soient parallèles au sol. Essayez de lâcher les mains et de maintenir cette posture le temps de 3 à 5 respirations.

Pensez à rentrer le ventre, à verrouiller le périnée et à abaisser les épaules.

→ 3 à 4 séries de 10 respirations par le nez pour plus d'efficacité et de concentration.

LE BATTEMENT D'AILES (OU GAINAGE CÔTÉ)

Voici un exercice redoutablement efficace pour éliminer les poignées d'amour. Tous les muscles de votre ventre travaillent, mais surtout les obliques.

1

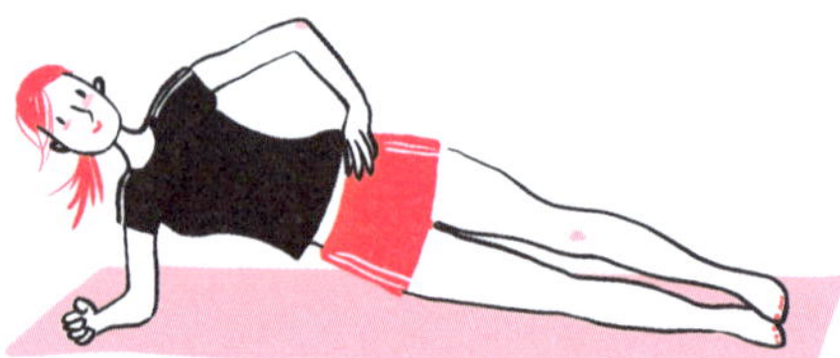

2

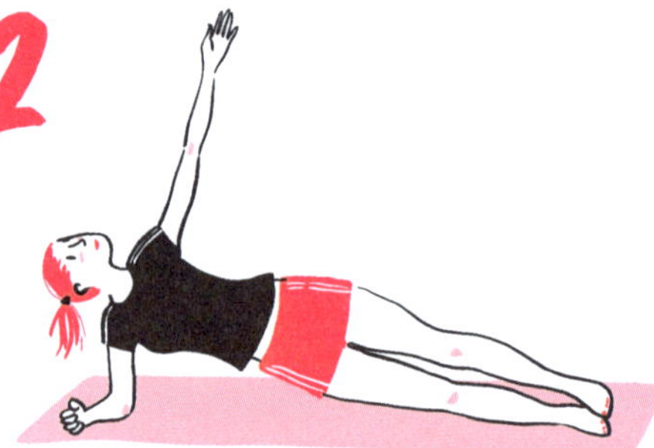

3

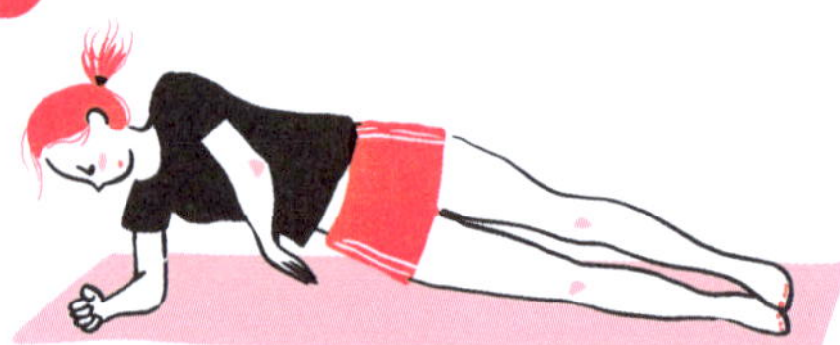

1. Départ : allongée sur le côté.
Posez votre coude et avant-bras droit au sol, tendez les jambes et décollez le bassin du sol grâce à la force de votre ventre. Prenez soin de verrouiller votre maison et de garder la tête dans l'axe.

2. En gardant cette position de gainage, montez votre bras gauche en direction du plafond en inspirant.

3. Puis lors de l'expiration, venez attraper vos côtes avec la main gauche. Répétez le mouvement 8 à 10 fois, en fonction de votre stabilité.
Recommencez l'exercice de l'autre côté.

→ 3 séries de 8 à 10 répétitions.

LES CISEAUX DE DANSEUSE

C'est la version moderne des ciseaux que les profs d'EPS nous faisaient faire en cours de gym ! Le dos bien protégé, vous allez redécouvrir un exercice efficace pour les abdominaux profonds. Verrouiller sa maison est la clé pour travailler en profondeur les abdominaux.

1

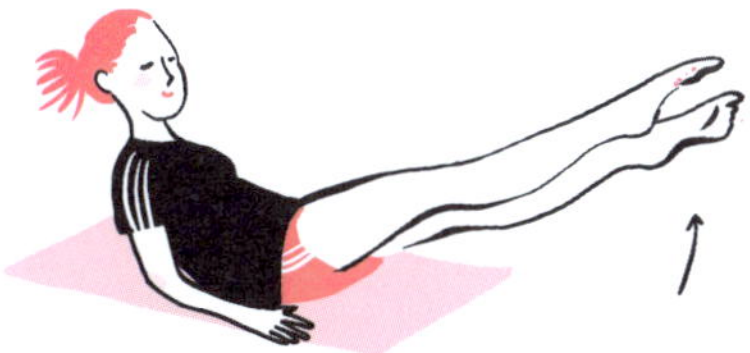

2

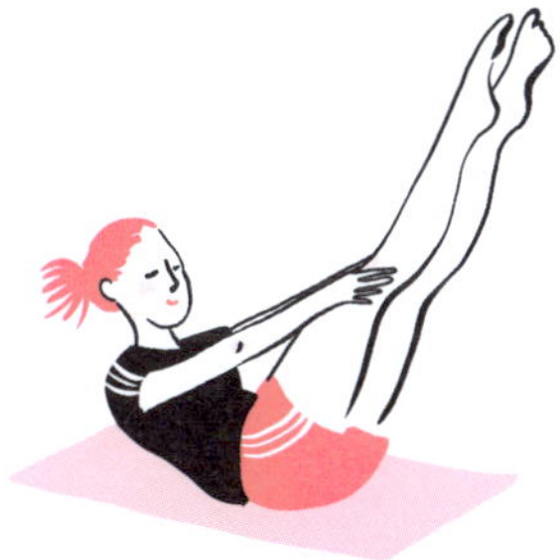

3

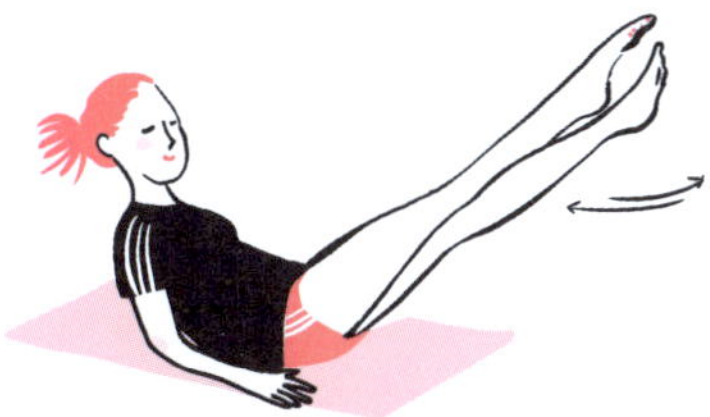

1. Départ : allongée sur le dos, les bras à plat sur le côté, genoux contre la poitrine, la tête posée au sol. Levez le haut du dos en prenant appui sur vos avant-bras et tendez vos jambes vers le plafond en tournant légèrement les cuisses et les pieds vers l'extérieur.

2. Très subtilement, allez placer les paumes de vos mains sur vos rotules afin de déterminer la bonne inclinaison des jambes par rapport au sol. Pour cela, vos bras doivent être tendus. Votre os du bassin est bien appuyé au sol mais pas le bas de votre dos, qui ne doit pas être creux pour autant. Vous allez vite vous rendre compte qu'en bougeant à peine vos jambes, vos abdominaux sont sous tension.

3. À ce moment précis, reposez les mains de chaque côté de votre corps et effectuez de petits ciseaux en croisant les pieds et en soufflant doucement.

→ 3 séries de 15 répétitions.

LES HUNDRED

Cet exercice vient du Pilates. Il travaille le ventre en profondeur tout en sécurisant votre dos. C'est ce que l'on appelle des abdominaux par hypopression.

1

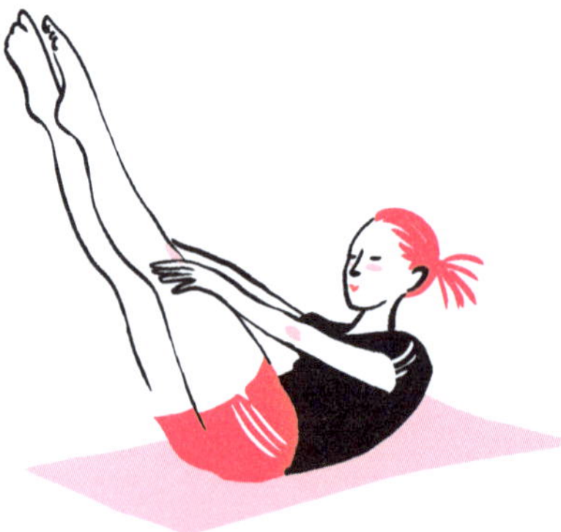

2

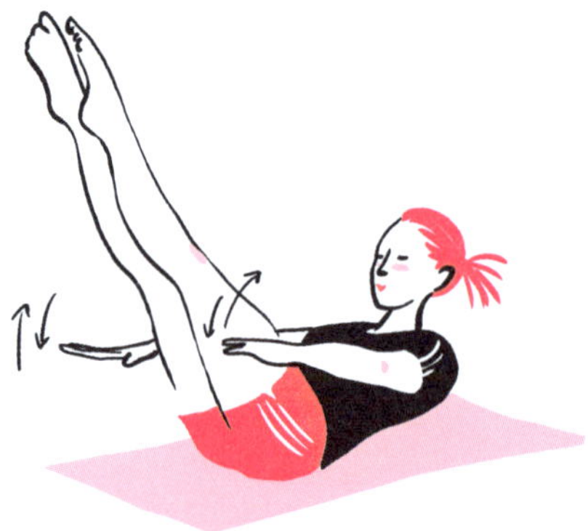

1. Départ : allongée sur le dos, la tête sur le sol, les bras le long du corps, les genoux fléchis et les pieds au sol.
Décollez les pieds du sol et tendez les jambes en direction du plafond. Tournez les cuisses vers l'extérieur, posez les mains sur vos rotules et décollez les épaules du sol. Rentrez votre nombril, serrez votre périnée.

2. Effectuez des battements rapides avec vos bras tendus pour mettre en tension vos abdominaux. Inspirez par le nez, puis expirez aussi par le nez.

→ 3 séries de 20 répétitions.

LES CERCLES DE JAMBE

Encore un exercice d'hypopression ! C'est grâce à ces exercices très précis que vous aurez un ventre plat et un dos renforcé.

1

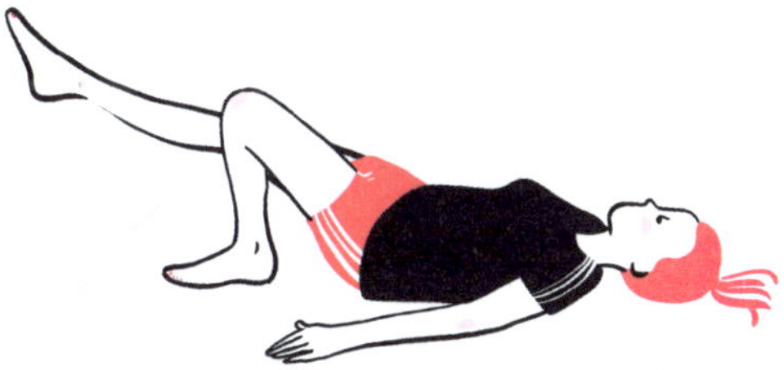

2

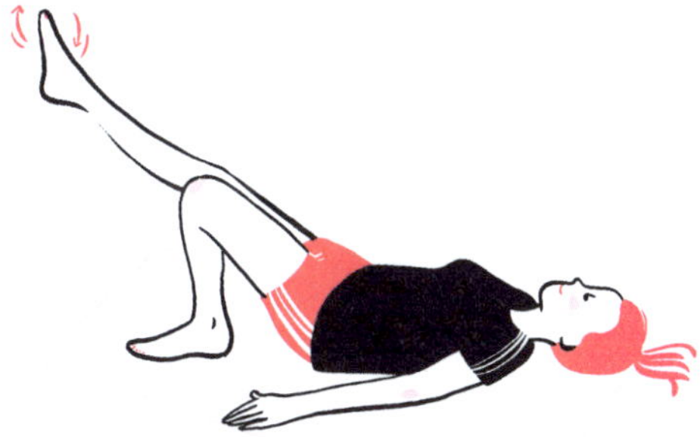

1. Départ : allongée sur le dos, la tête sur le sol, les bras le long du corps, la jambe gauche fléchie au sol, la jambe droite tendue et alignée à la cuisse gauche, c'est-à-dire pas tout à fait à la verticale, mais légèrement en diagonale.
Tournez votre cuisse droite et votre pied sur l'extérieur, telle une danseuse, tout en gardant votre bassin bien dans l'axe.

2. Effectuez de petits cercles dans le sens des aiguilles d'une montre, en soufflant lors de la fermeture des cercles et en inspirant en les démarrant. Votre jambe doit être hypertendue pour que vous sentiez le travail dans vos abdominaux. Gardez la nuque longue et détendez le haut de votre corps.

→ 3 séries de 10 répétitions.

LA PROMENADE

Un de mes exercices préférés pour travailler l'ensemble de la sangle abdominale.

1

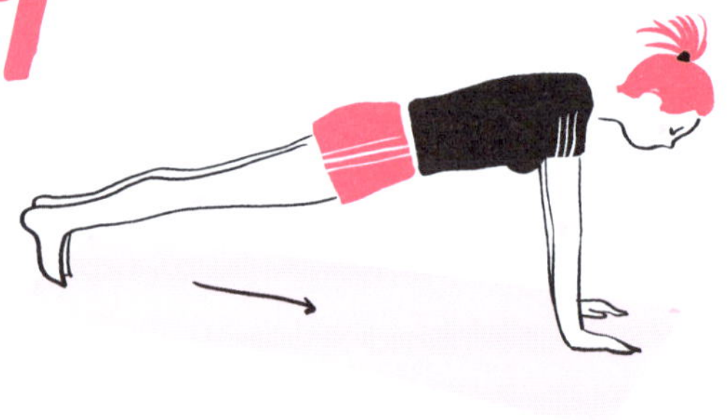

2

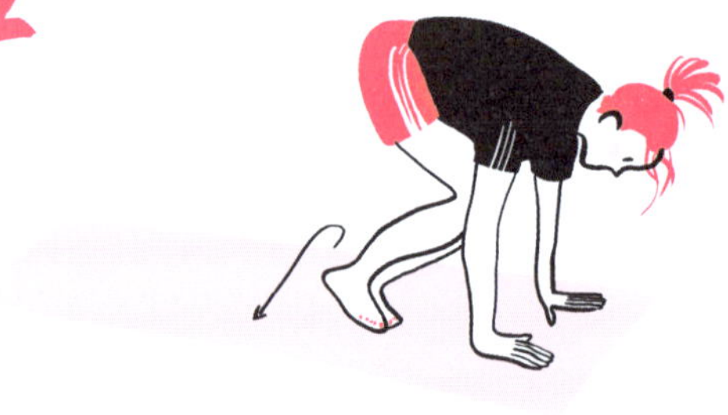

3

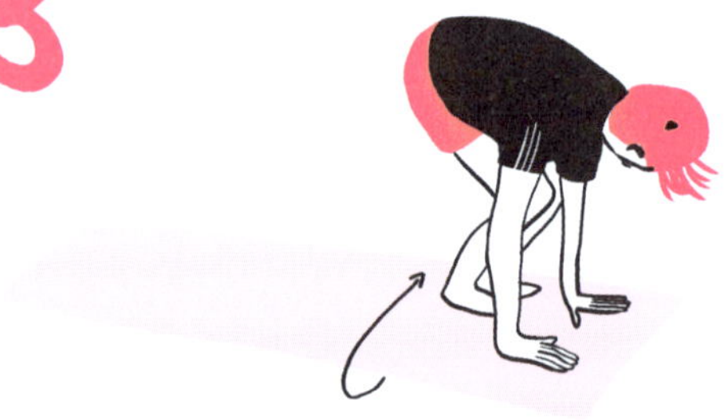

1. Départ : à quatre pattes sur votre tapis. Tendez les jambes pour venir en position de gainage.

2. Tout en gardant les épaules bien au-dessus des mains, venez vous promener en soufflant sur la droite pour ramener les pieds en passant sur le côté vers la main droite et presque vous accroupir. Inspirez et faites le chemin inverse pour revenir dans la position initiale.

3. Recommencez cette fois-ci en vous promenant sur la gauche.
Prenez votre temps et fléchissez bien les jambes pour vous promener.

→ 3 séries de 8 répétitions à chaque fois.

LA GRENOUILLE (OU GAINAGE SUR LE DOS)

Que de belles sensations avec cet exercice sur le dos ! Il est excellent pour ressentir le travail de votre périnée et de votre grand droit. C'est un exercice de précision où la quantité n'a pas d'importance, en revanche la qualité, oui !

1

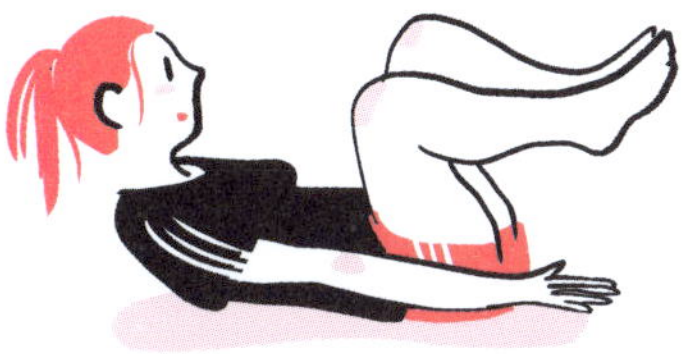

2

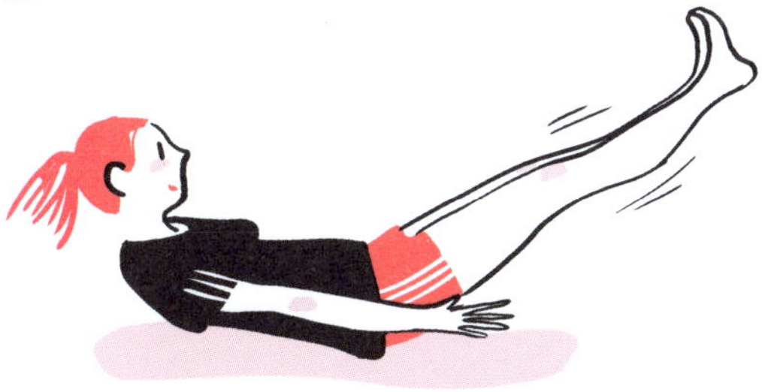

1. Départ : allongée sur le dos, la tête au sol, les genoux contre la poitrine.
Placez les paumes de vos mains sur vos genoux et montez un peu les talons. Repoussez sur vos mains pour tendre les bras et ajustez vos genoux. Votre os du bassin doit être bien posé au sol, pas vos lombaires. Vous devez d'ores et déjà sentir la tension dans vos abdominaux. Maintenez cette position, ouvrez les genoux et pointez les pointes de pied pour que vos gros orteils soient en contact.

2. Inspirez et allongez un peu les jambes. Expirez et revenez dans la position initiale.

→ 3 séries de 15 à 20 répétitions.

MOWGLI

Cet exercice n'est pas aussi simple qu'il y paraît. Il demande du contrôle au niveau de votre respiration, de la force dans les abdominaux ainsi qu'un bon placement.

1

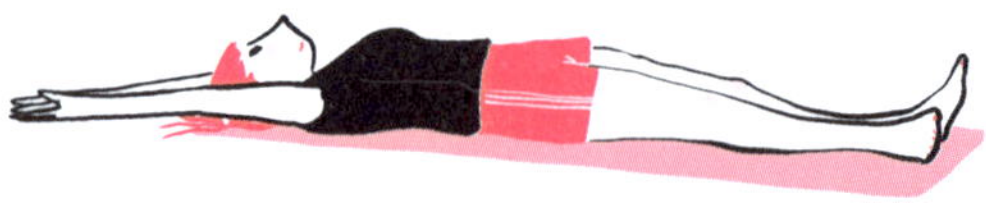

2

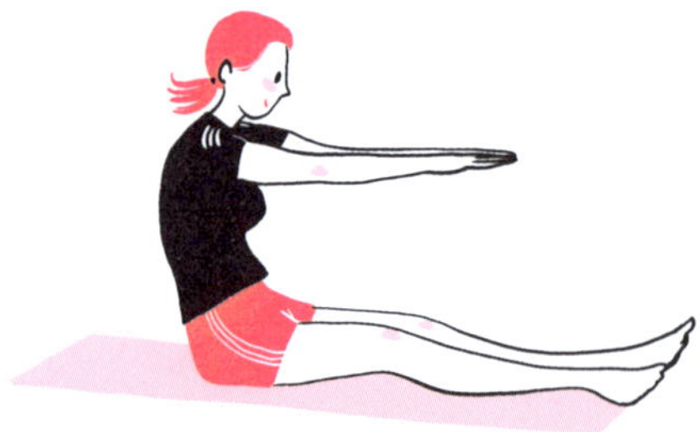

1. Départ : allongée sur le dos, les bras derrière la tête.

2. Inspirez et étirez-vous puis, lors de l'expiration qui doit être longue, redressez-vous ; remontez les mains comme si vous étiez en train de grimper à un arbre, en soufflant, le ventre et le périnée serrés. Une fois arrivée à votre maximum, redressez-vous, inspirez et faites le chemin inverse en expirant.

→ 3 séries de 6 montées.

LA MAJORETTE

Cet exercice affine la taille, travaille votre équilibre et favorise la digestion.

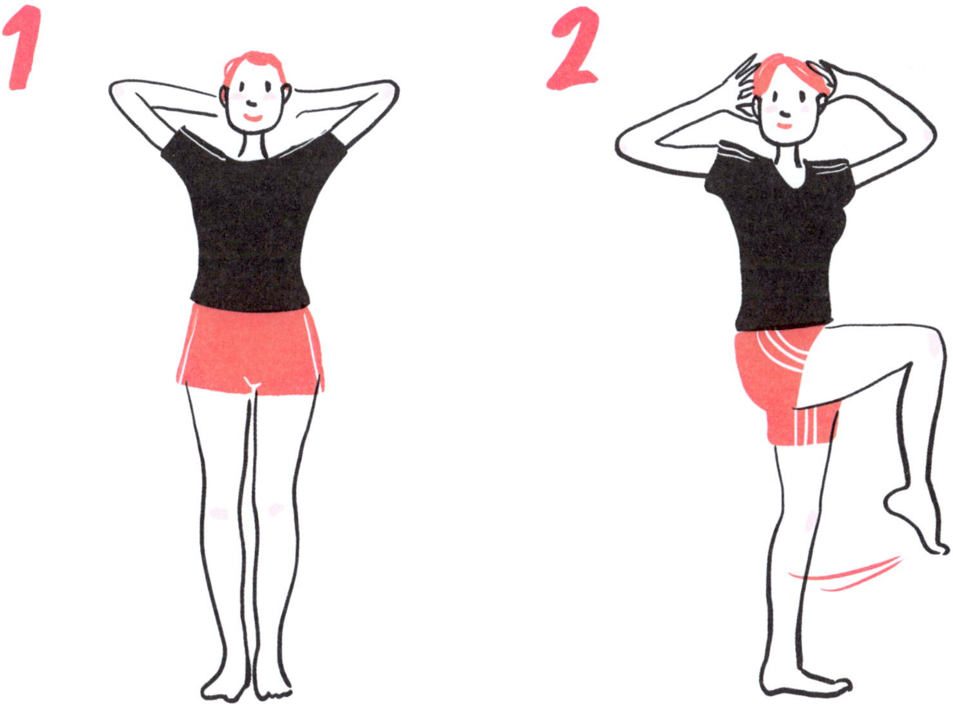

1. Départ : debout, les pieds serrés, les mains derrière la tête.
Inspirez sans bouger.

2. Expirez et montez le genou droit devant vous tout en pivotant le buste vers la droite. Pour vous souvenir de quel côté tourner, venez coller le nombril contre l'intérieur de la cuisse. Inspirez et revenez dans la position initiale avant de recommencer de l'autre coté.

→ 3 séries de 20 répétitions.

MON PLAN D'ATTAQUE POUR DES FESSIERS BOMBÉS

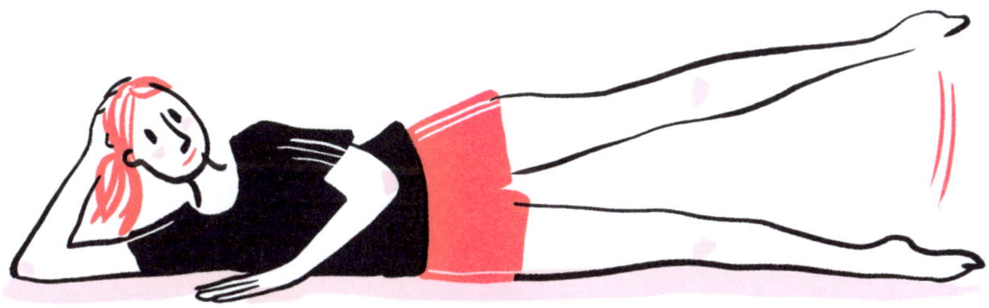

LES ESSENTIELS

→ J'ai choisi pour vous mes 12 exos préférés : à vous les fesses au top !

LA RÉGULARITÉ PAIE

→ Ces exercices sont faciles à mémoriser et ultra-efficaces si vous les faites tous les jours : alors on se bouge un peu le matin et avant de se coucher !

LES FESSES MAIS PAS QUE

→ Tous ces exercices font travailler vos fessiers, mais aussi renforcent le bas du dos. Fini le p'tit gras du dos !

LE COQUILLAGE (DE CÔTÉ)

Cet exercice sculpte des fesses parfaites en tonifiant les petits, les moyens fessiers et les pyramidaux.

1

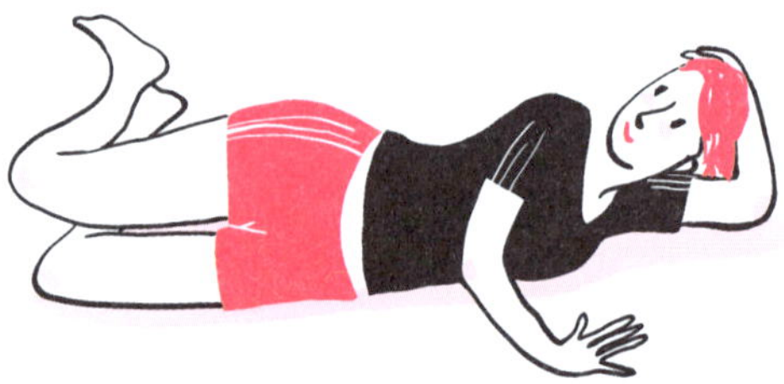

2

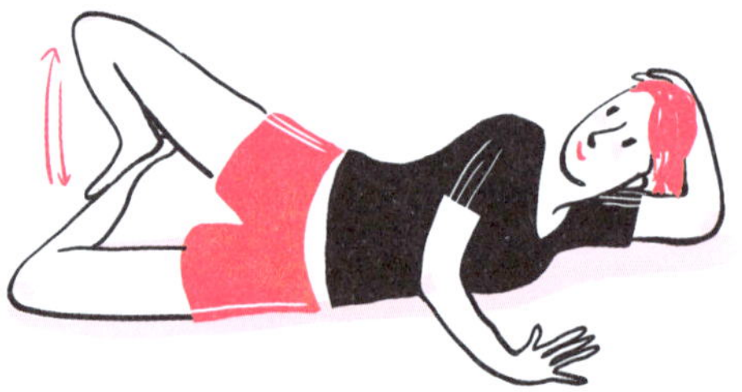

1. Départ : allongée sur le côté droit.
La tête repose sur le bras droit. Votre main gauche est posée à plat devant votre poitrine. Les genoux sont fléchis.

2. En gardant toujours les pieds en contact, inspirez puis soufflez en ouvrant le genou gauche sans bouger le bassin. Inspirez et redescendez le genou.

→ 3 séries de 20 répétitions.

LES BATTEMENTS-CERCLES

En plus de renforcer vos petits et moyens fessiers, cet exercice est excellent pour affiner la taille et renforcer votre posture.

1

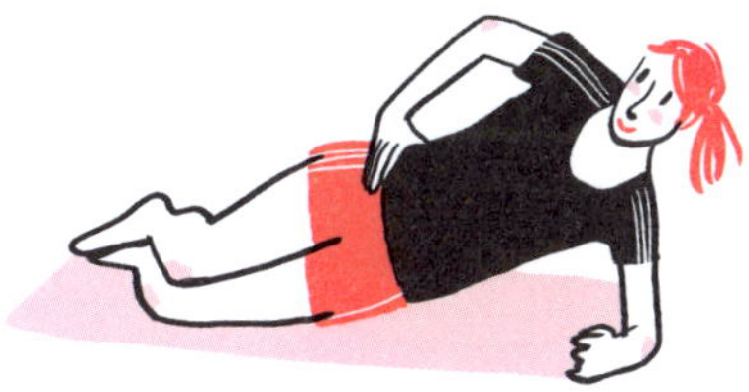

2

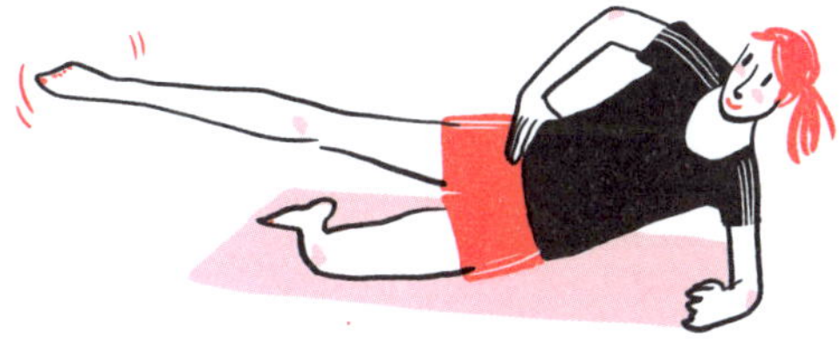

1. Départ : à genoux sur votre tapis.
Venez poser la main droite au sol et basculez votre poids du corps sur cette main : c'est une planche côté avec appui sur les genoux. Placez votre main gauche sur la taille.

2. Inspirez puis soufflez en montant la jambe dans le prolongement du corps. Dans cette position, faites 20 cercles dans un sens, puis 20 cercles dans l'autre. Pensez à garder votre maison bien verrouillée et le dos droit.

→ 3 séries de 20 cercles dans un sens, 20 cercles dans l'autre.

LES BATTEMENTS ARRIÈRE CROISÉS

C'est le travail par excellence du grand fessier et des lombaires. Les petits et moyens fessiers sont sollicités aussi mais, ici, on s'attaque vraiment à l'arrondi de votre fessier.

1

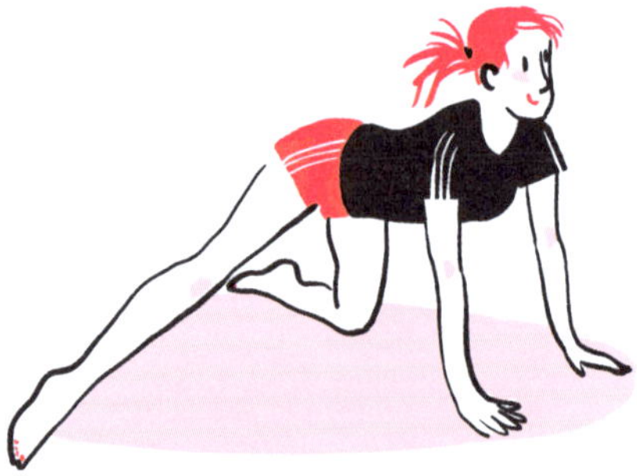

2

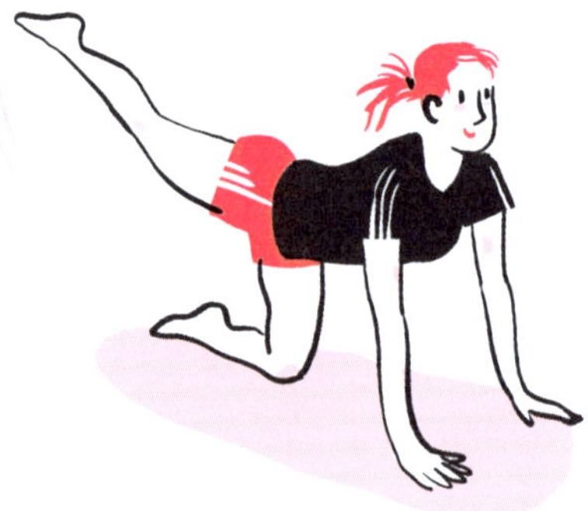

3

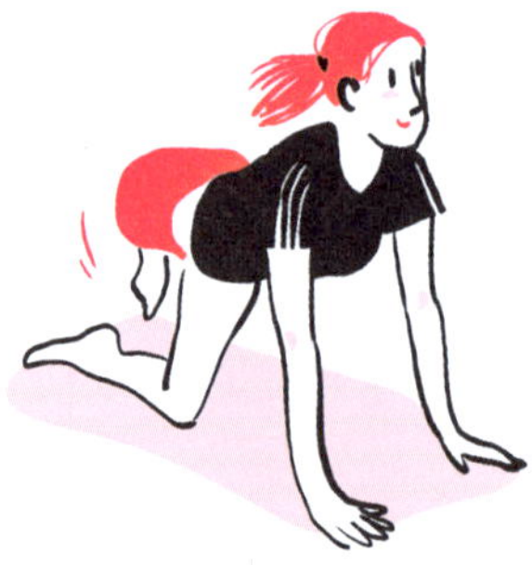

1. Départ : à quatre pattes sur votre tapis.
Le dos droit, le ventre rentré, posez les mains au sol et tendez votre jambe droite derrière, le pied flexe.

2. Inspirez et effectuez un grand battement arrière, puis reposez la pointe du pied à l'intérieur de votre tapis en soufflant.

3. Inspirez de nouveau et faites un battement arrière. Expirez en ramenant cette fois-ci la pointe de votre pied à l'extérieur de votre tapis. Alternez ainsi 20 fois tout en gardant votre bassin dans l'axe.

→ 3 séries de 20 répétitions.

KICK CÔTÉ AVEC OUVERTURE

C'est l'un de mes exercices favoris pour travailler les petits, moyens fessiers et pyramidaux, ces petits muscles qui creusent la fesse et font ce bombé très sexy sur les côtés !

1

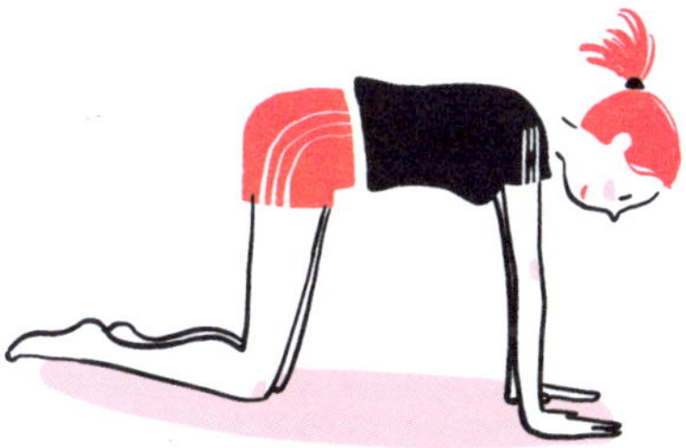

2

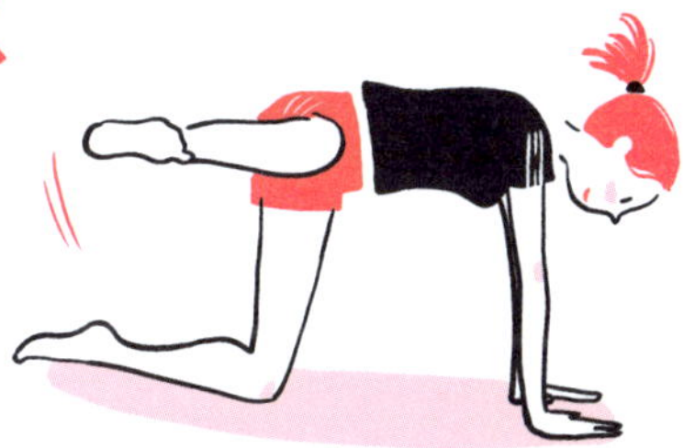

3

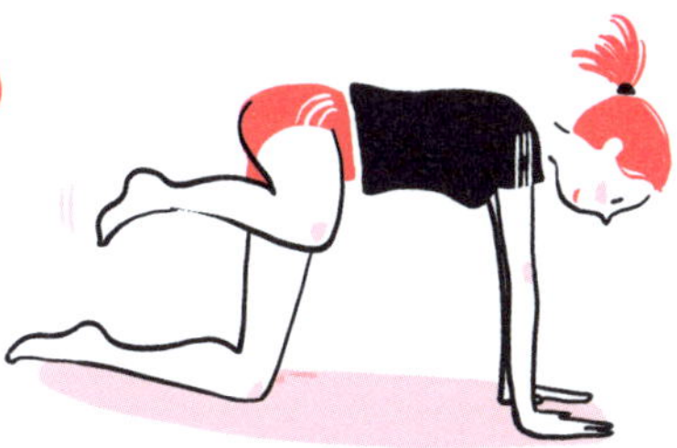

1. Départ : à quatre pattes.
Placez vos mains au sol, le dos bien droit, la tête dans l'axe.

2. Ouvrez le genou droit en soufflant puis inspirez à la redescente. Pour être bien efficace, serrez votre périnée lorsque vous ouvrez le genou.

3. Une fois votre série terminée, effectuez de petites extensions de genou tout en le gardant bien monté. C'est à ce moment précis que vous allez sentir votre fessier brûler !

→ 3 séries de 15 à 20 ouvertures, puis 10 extensions de genou.

LA PATINEUSE ASSISE

Cet exercice renforce vos fessiers, le bas de votre dos et votre taille.

1

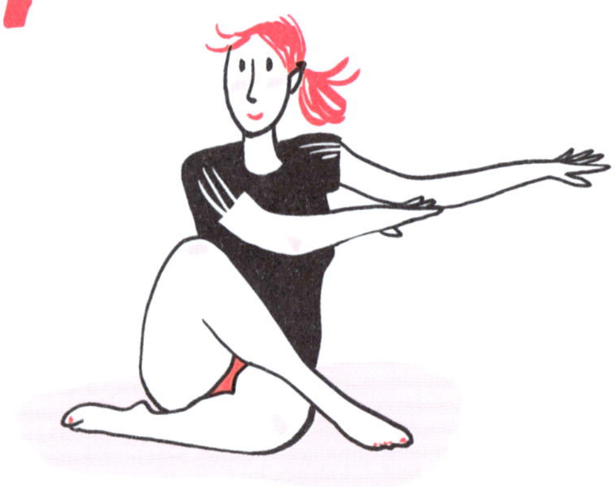

2

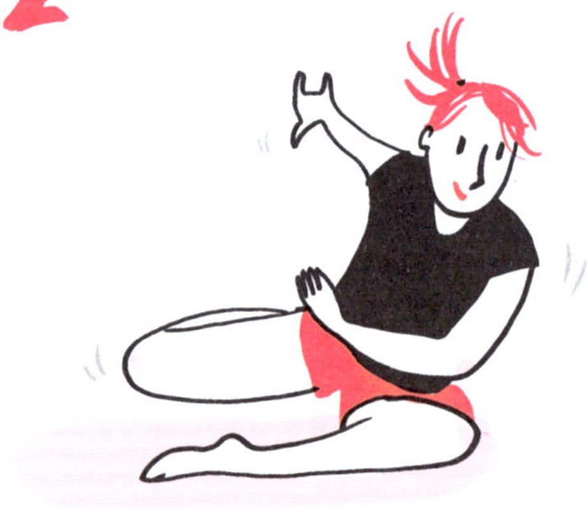

1. Départ : assise sur votre tapis en tailleur. Placez votre pied droit devant votre genou gauche ; le buste est droit et le bras droit devant vous, le bras gauche est à l'horizontale sur le côté.

2. Inspirez sans bouger, en verrouillant votre maison, puis expirez et basculez votre jambe droite sur l'arrière, comme pour faire une arabesque. Votre buste se penche alors vers l'avant. Inspirez et revenez dans la position de départ.

→ 3 séries de 15 répétitions.

LES BATTEMENTS TRIANGLE

Un exercice qui vient de la danse, idéal pour tonifier les fessiers (petits, moyens, pyramidaux) et la taille.

1

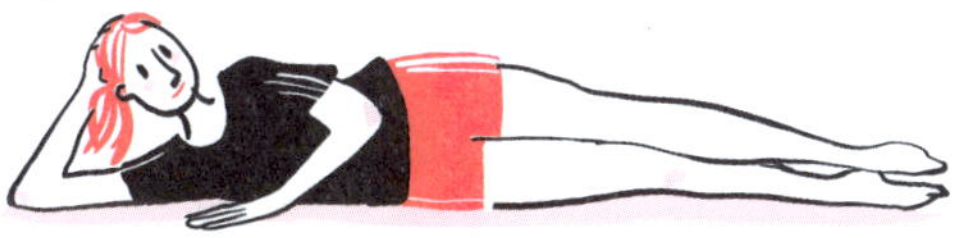

2

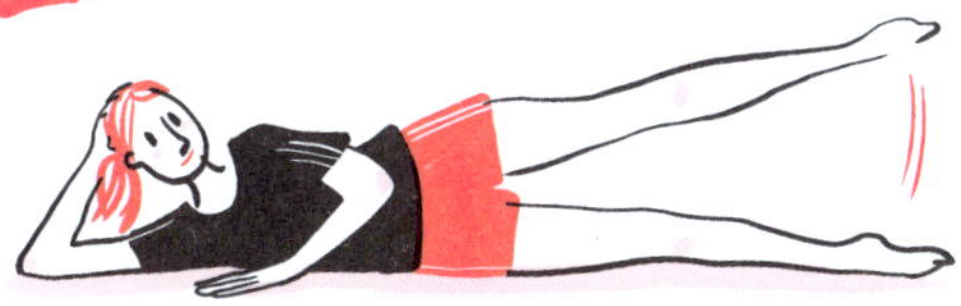

3

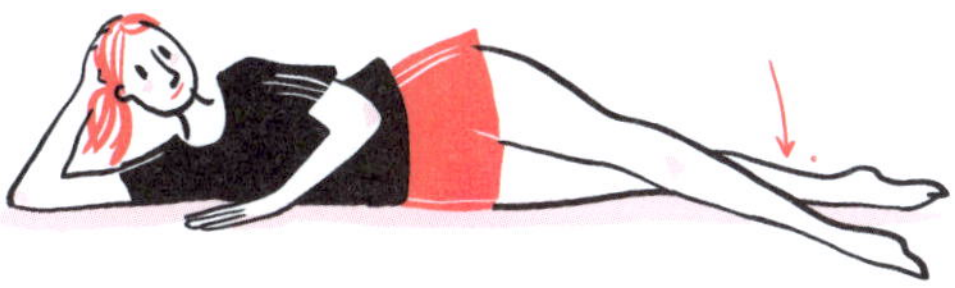

1. Départ : allongée sur le côté droit.
La tête repose sur le bras droit. Votre main gauche est posée à plat devant votre poitrine. Tendez bien les jambes et tournez-les vers l'extérieur, telle une ballerine.

2. Inspirez et montez votre jambe gauche à 50 centimètres au-dessus du sol, puis soufflez et descendez votre jambe devant votre cheville droite.

3. Inspirez et remontez la jambe puis expirez et descendez cette fois-ci votre jambe derrière, en déposant le talon derrière la cheville droite. Verrouillez bien votre maison.

→ 3 séries de 20 répétitions.

LES FENTES EXTENSION

Un excellent exercice pour remonter les fessiers, mais aussi travailler votre cardio et vos lombaires.

1

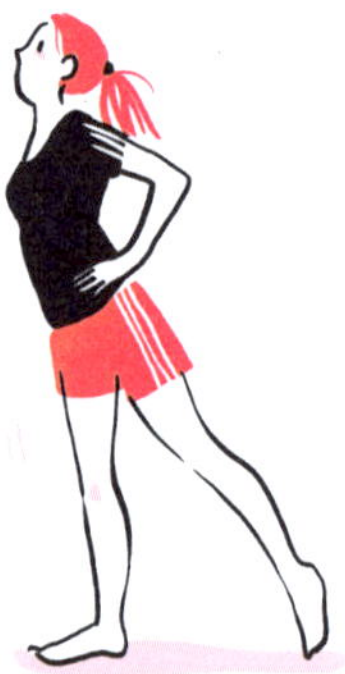

2

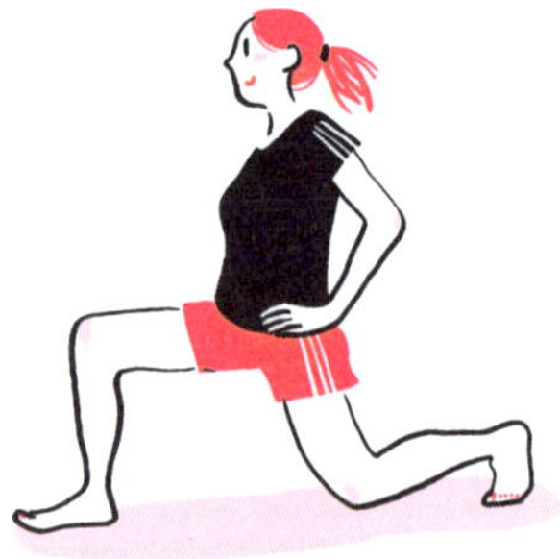

3

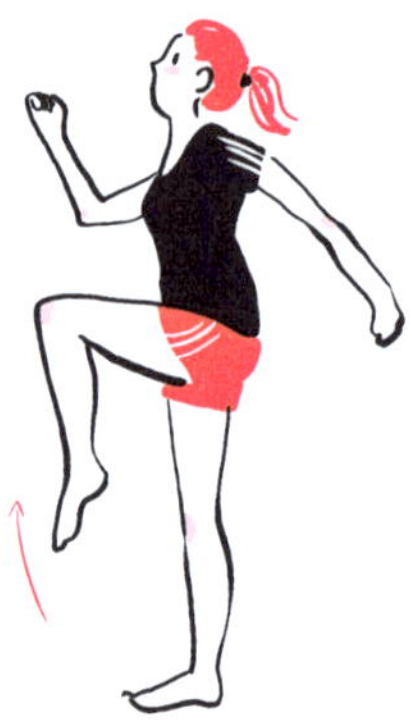

1. Départ : debout jambe droite devant, jambe gauche derrière, le talon relevé. Les mains sont sur la taille, la tête droite.

2. Inspirez et fléchissez vos deux genoux à 90° pour descendre à la verticale.

3. Soufflez et montez votre genou gauche à la poitrine en rentrant votre nombril, le périnée bien serré pour garder l'équilibre. Recommencez.

→ 3 séries de 10 répétitions pour chaque jambe.

LE PENDULE

Cet exercice travaille votre équilibre, le fessier de votre jambe d'appui et en même temps l'autre jambe, qui est en mouvement. Très efficace !

1

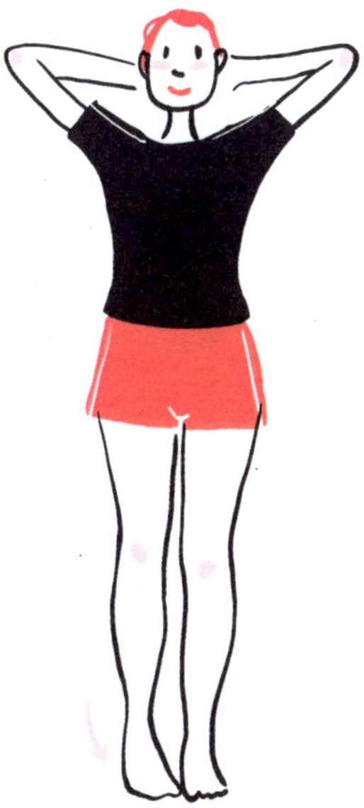

2

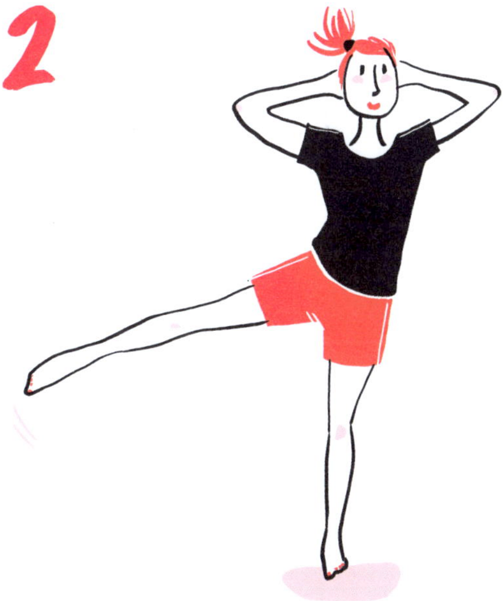

1. Départ : debout les pieds serrés.
Placez les mains derrière la tête. Rentrez la pointe du pied droit contre vos orteils gauches.

2. Inspirez sans bouger puis soufflez et montez la jambe sur le côté en gardant la pointe de pied à l'intérieur. Vous allez tout de suite sentir le travail du fessier et de votre taille.

→ 3 séries de 20 répétitions.

LE CHIEN À TROIS PATTES DYNAMIQUES

Cet exercice travaille les muscles du grand fessier ainsi que vos lombaires.

1

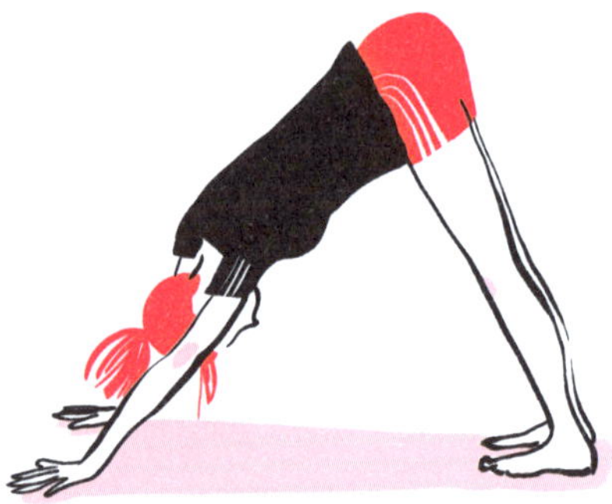

2

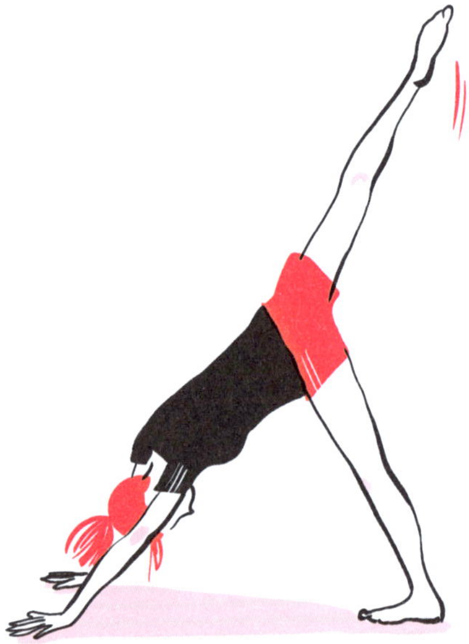

1. Départ : à quatre pattes sur votre tapis. Poussez sur vos mains et vos pieds pour étirer le dos. Tendez les jambes comme si vous vouliez poser les talons dans le sol. Vous allez alors sentir un grand étirement dans les mollets et l'arrière des cuisses.

2. Inspirez sans bouger, puis expirez en montant assez rapidement la jambe droite au plafond, la pointe de pied tendue. Effectuez 15 répétitions tout en gardant le bassin dans l'axe. Puis changez de jambe.

→ 3 séries de 15 répétitions.

LA BELLE ATTITUDE

Voici un exercice de danseuse qui fait travailler votre équilibre : rien de tel pour renforcer fessiers et lombaires.

1

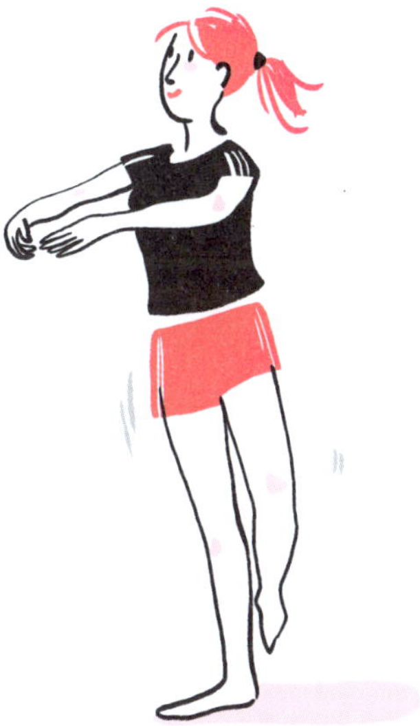

2

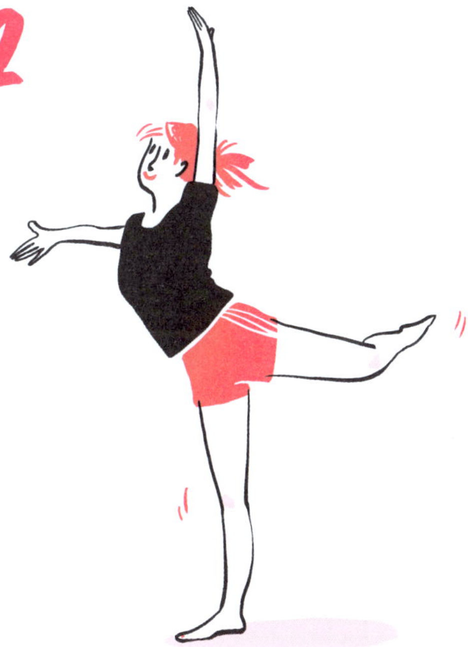

1. Départ : debout les bras et les pieds en première position de danseuse. Le pied gauche est légèrement soulevé au-dessus du sol.

2. Inspirez le dos bien droit, puis expirez en montant votre jambe gauche en attitude, c'est-à-dire le bassin dans l'axe, et faites une ouverture du genou tout en montant la jambe. Si vous êtes bien placée, vous devriez immédiatement sentir une morsure dans la fesse et le lombaire droits. Si ce n'est pas le cas, c'est que votre bassin a bougé. Replacez-le et recommencez !

→ 3 séries de 10 répétitions.

LE SQUAT CRABE

Cet exercice travaille le cardio et les fessiers dans leur globalité.

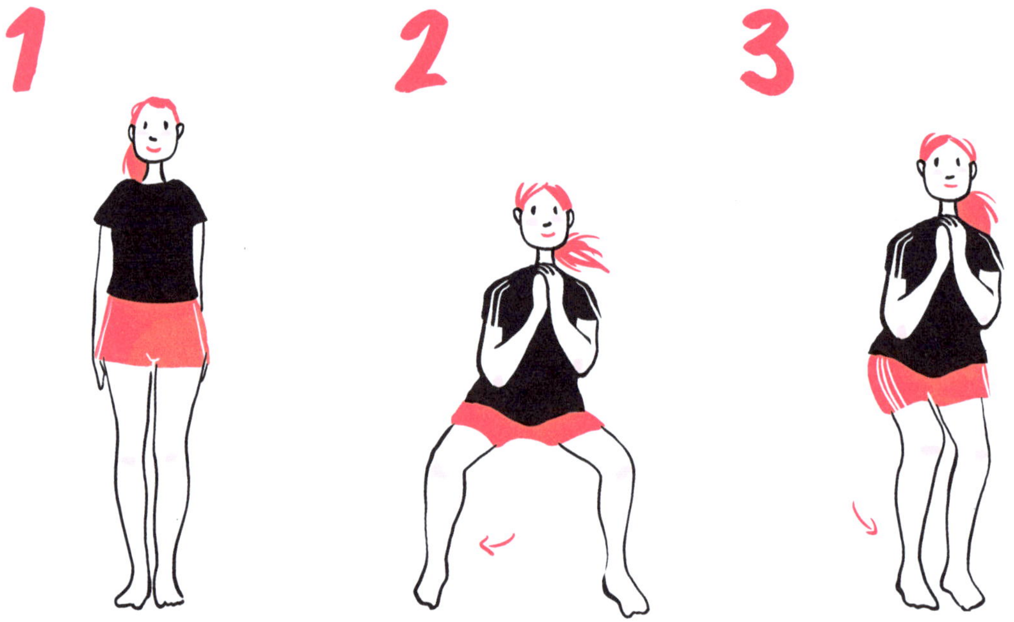

1. Départ : debout les pieds serrés, les mains le long du corps.

2. Inspirez et faites un pas sur la droite pour faire un squat. Placez les mains devant vous lors de la descente pour garder le dos bien droit.

3. Soufflez et ramenez votre pied droit contre votre pied gauche. Faites la même chose en faisant un pas sur la gauche.

Bougez ainsi de droite à gauche pour faire votre squat. Vous augmentez ainsi le travail de stabilisation : une meilleure façon de bien solliciter vos fesses !

→ 3 séries de 20 répétitions.

LE BRIDGE

Voici un basique que vous devez absolument maîtriser, car en plus de travailler l'arrondi de la fesse, il renforce le bas du dos !

1

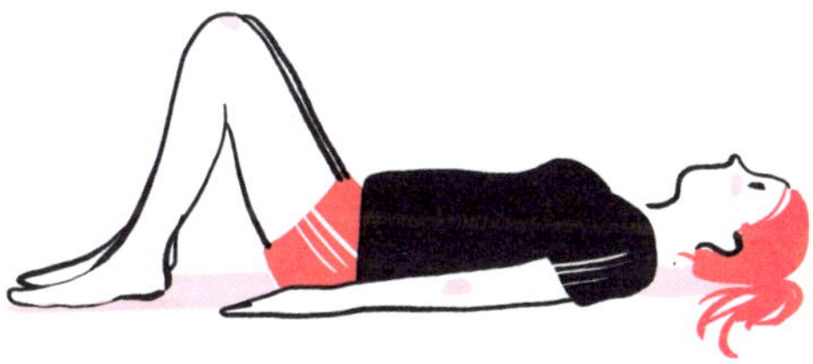

2

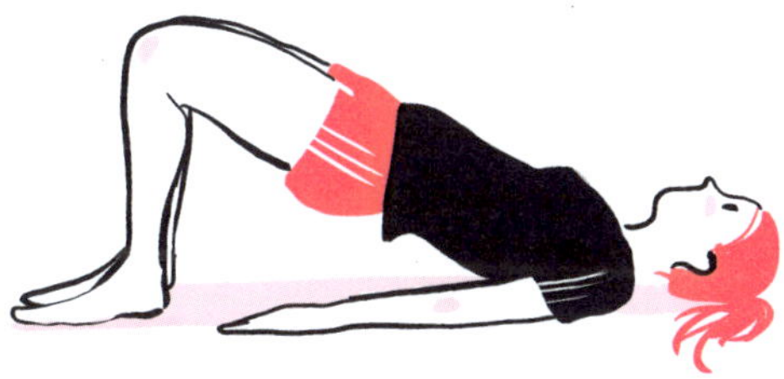

1. Départ : allongée sur le dos, les bras le long du corps. Les jambes sont fléchies et les talons le plus proche possible des fessiers. Votre nuque est longue.
Décollez de 5 centimètres le bassin du sol et inspirez.

2. Soufflez et montez votre bassin tout en appuyant les mains et les talons au sol. Serrez votre périnée, inspirez et redescendez votre bassin à 5 centimètres du sol.

Pour augmenter la difficulté, placez un élastique autour de vos genoux et ouvrez légèrement vos genoux à la montée du bassin.

→ 3 séries de 20 répétitions.

7 TRAININGS THÉMATIQUES

FAITES VOTRE CHOIX !

→ Pour poursuivre les efforts et ne pas vous laisser gagner par la routine, voici 7 trainings !

DES PRATIQUES CIBLÉES

→ Jour de flemme ou grande forme, vous trouverez forcément la routine qui colle à votre humeur du jour !

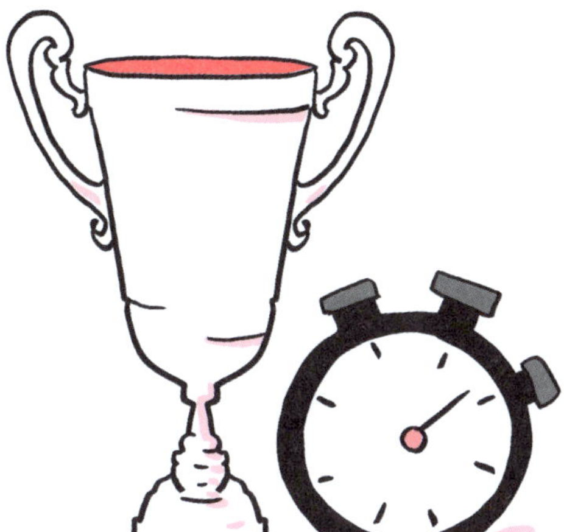

DÉFIEZ-VOUS !

→ Augmentez progressivement le nombre de séries : dépassez votre zone de confort pour constater des résultats durables.

EN SOLO OU À PLUSIEURS

→ En perte de motivation ? Invitez une copine et demandez-lui de vous donner un chiffre entre 1 et 7. 6 ? À vous une taille fine, c'est parti ! L'idée, c'est d'enchaîner le plus de trainings possible : vous vous récompenserez avec un bon smoothie !

POUR UNE SÉANCE PETITE FLEMME

LES BATTEMENTS TRIANGLE

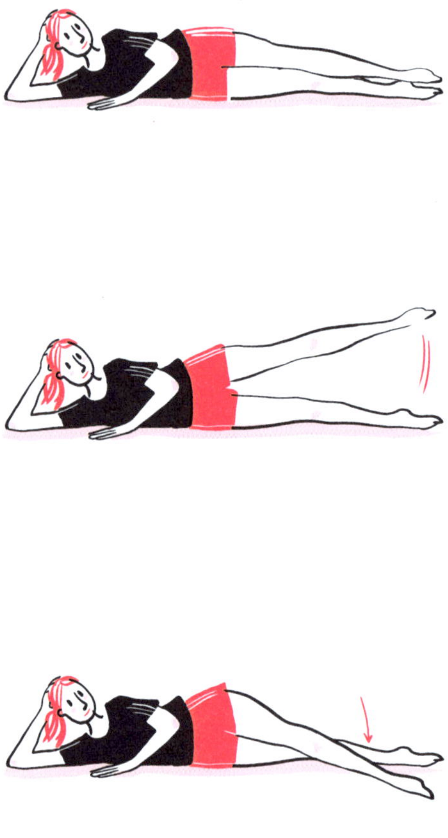

LE COQUILLAGE

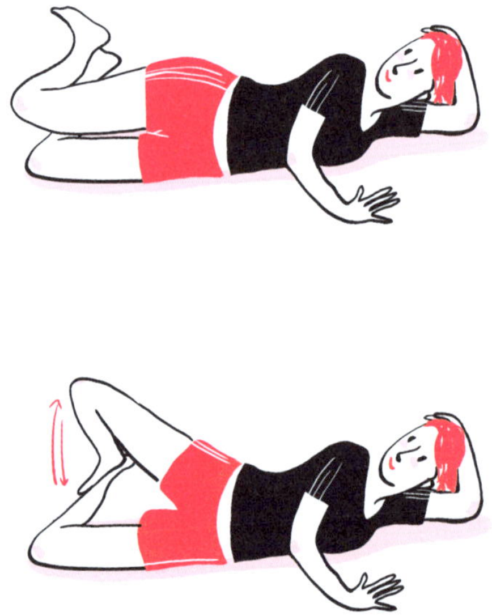

LES HUNDRED

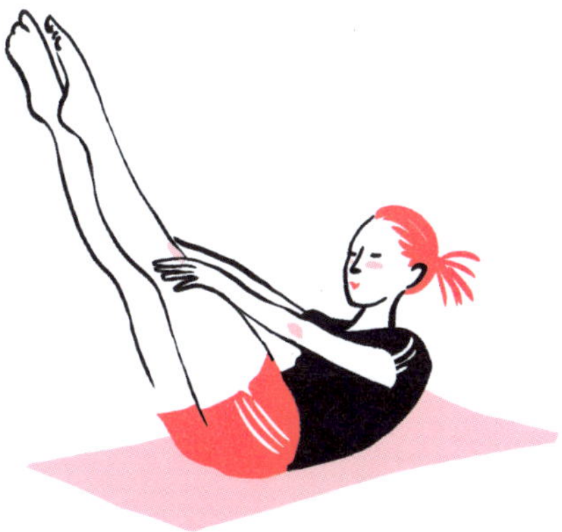

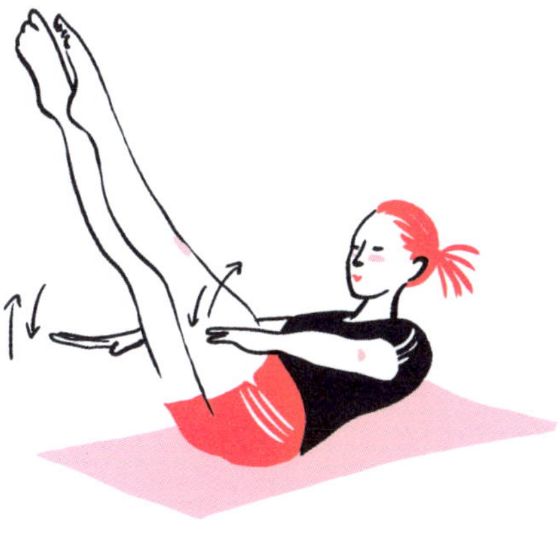

LES CERCLES DE JAMBE

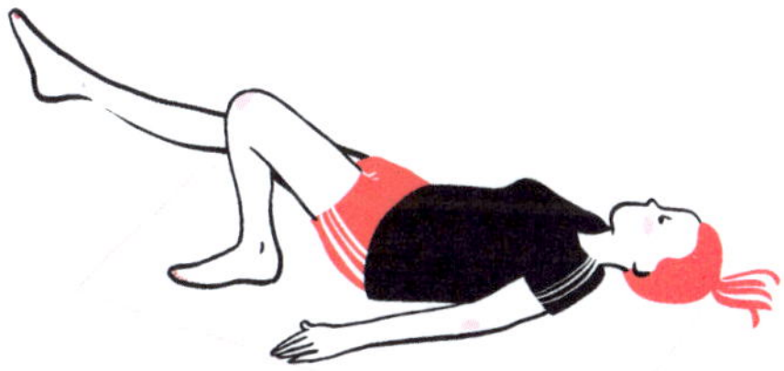

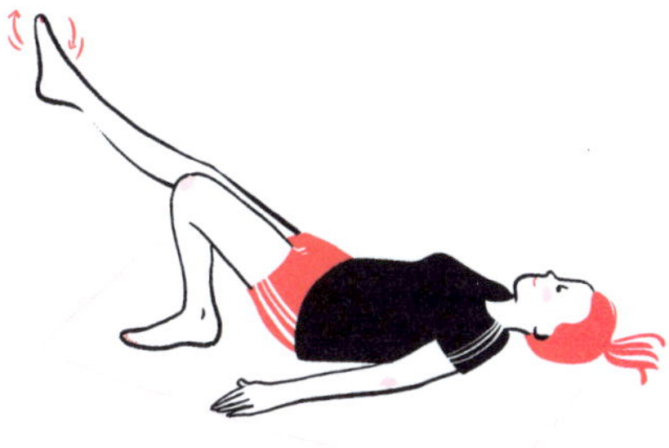

POUR DES FESSIERS BOMBÉS

LA BELLE ATTITUDE

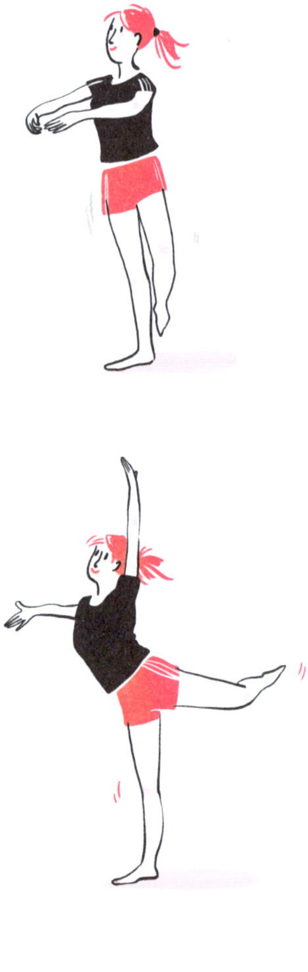

LE SQUAT CRABE

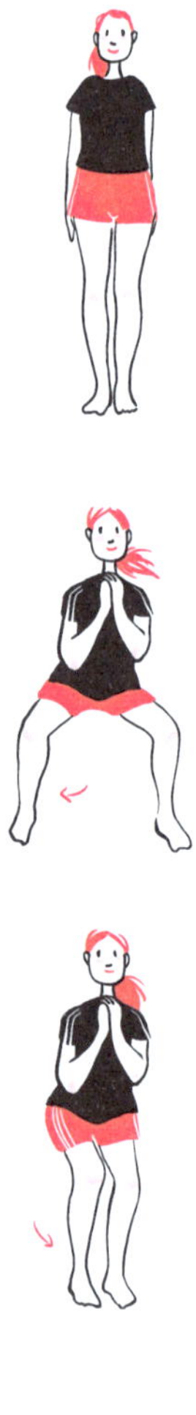

LE CHIEN À TROIS PATTES DYNAMIQUES

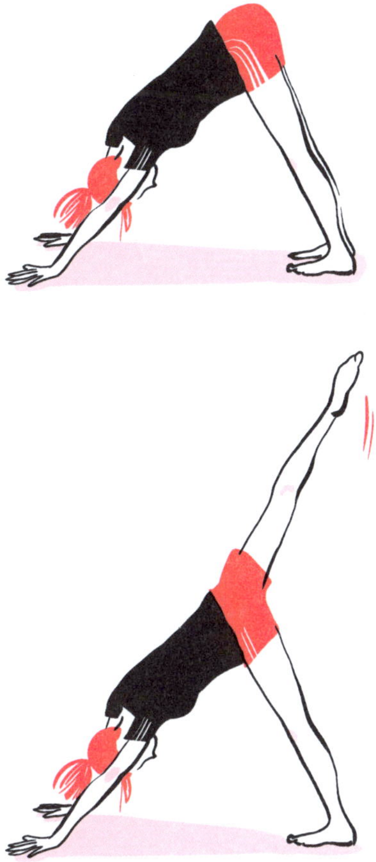

LES FENTES EXTENSION

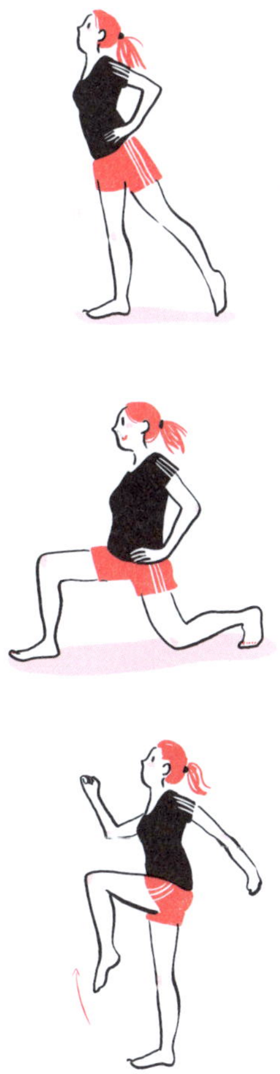

7 TRAININGS THÉMATIQUES

POUR SCULPTER TOUTES LES FACETTES DU DIAMANT

LA PATINEUSE ASSISE

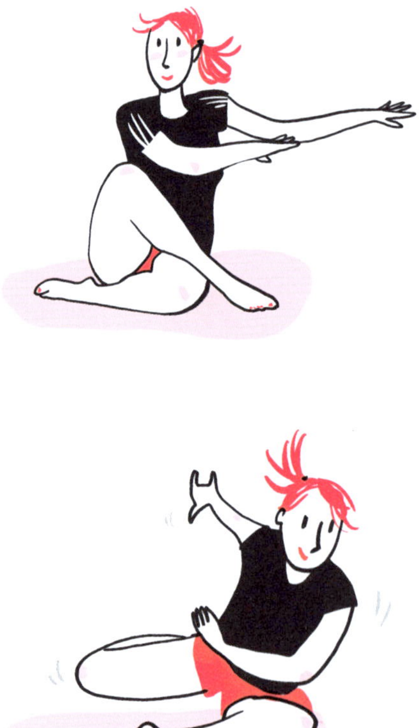

LES FENTES EXTENSION

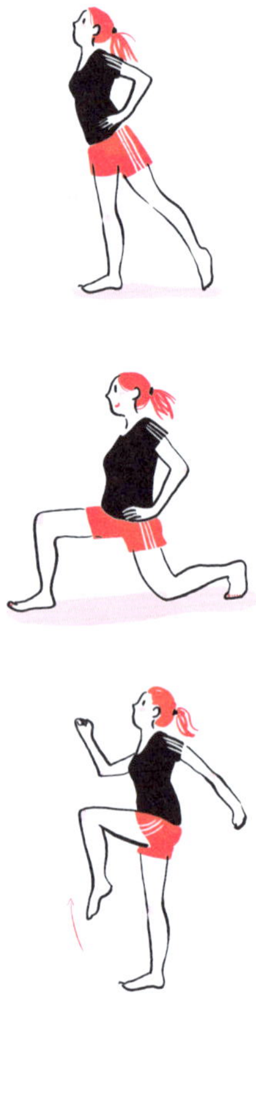

LE PENDULE

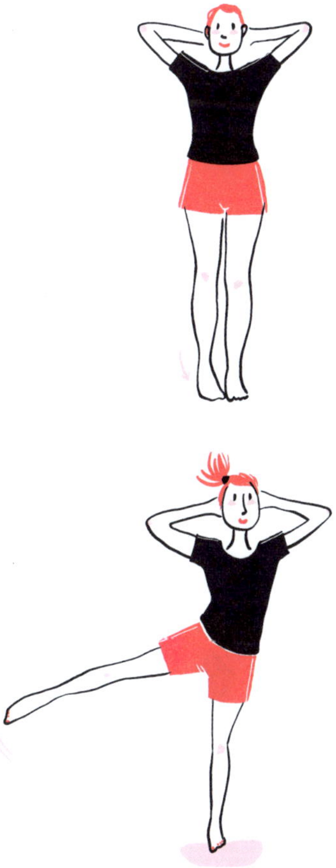

KICK CÔTÉ AVEC OUVERTURE

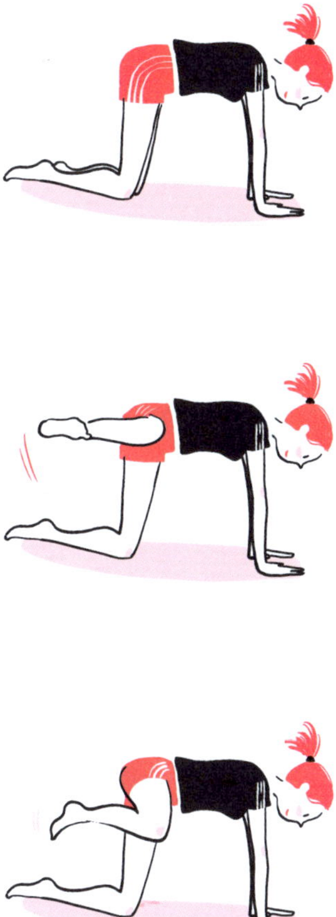

7 TRAININGS THÉMATIQUES

TRAINING CARDIO ET RENFORCEMENT

LE SQUAT CRABE

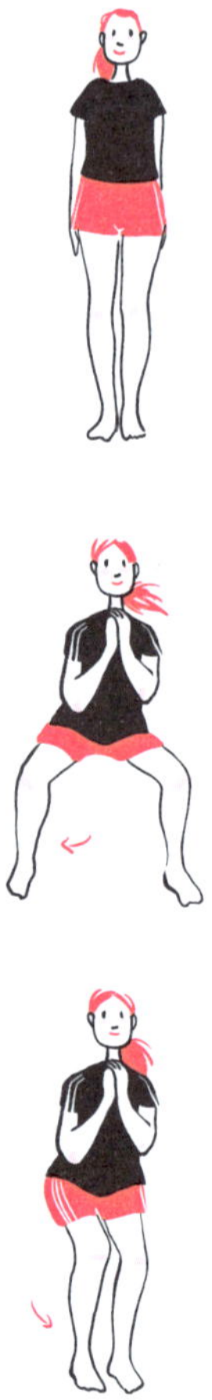

LA PROMENADE

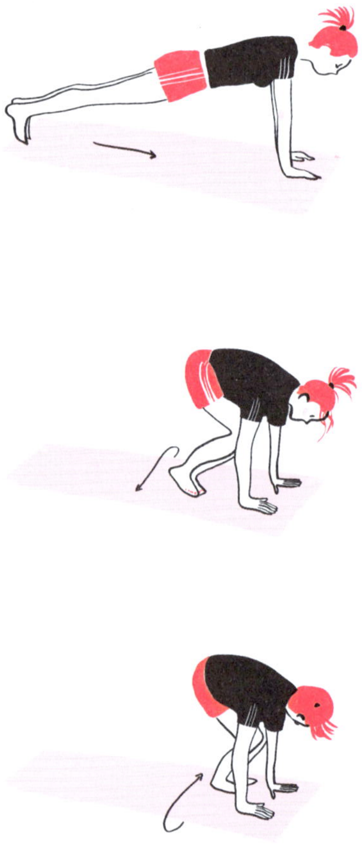

LE BATTEMENT D'AILES

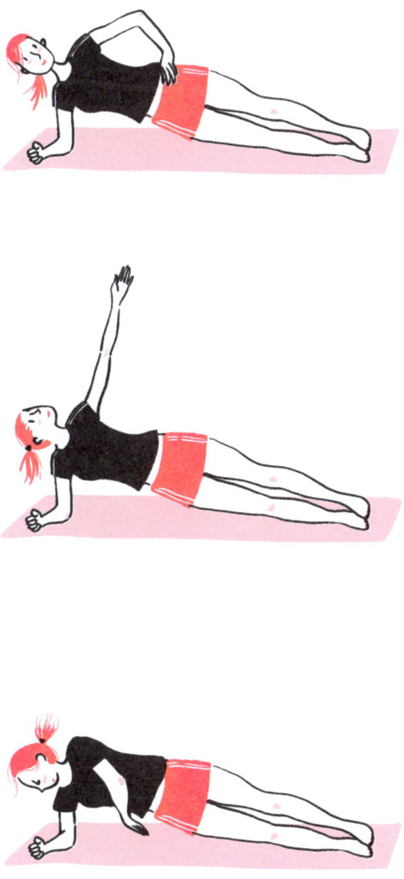

LES FENTES EXTENSION

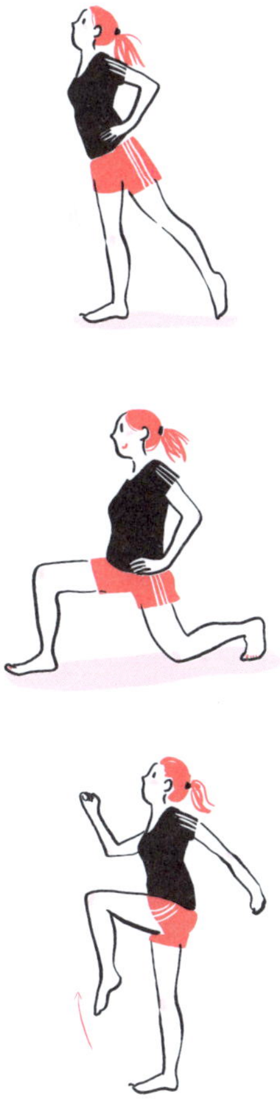

POUR UN VENTRE EXTRA-PLAT

LES CISEAUX DE DANSEUSE

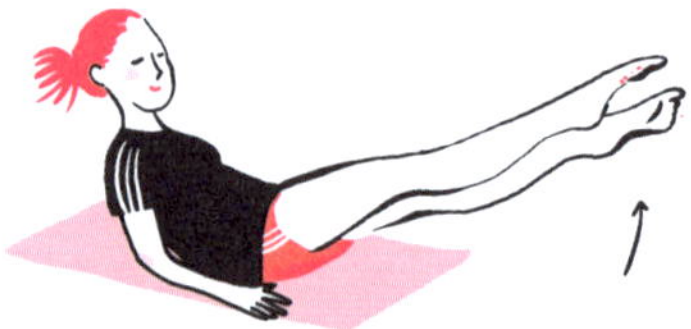

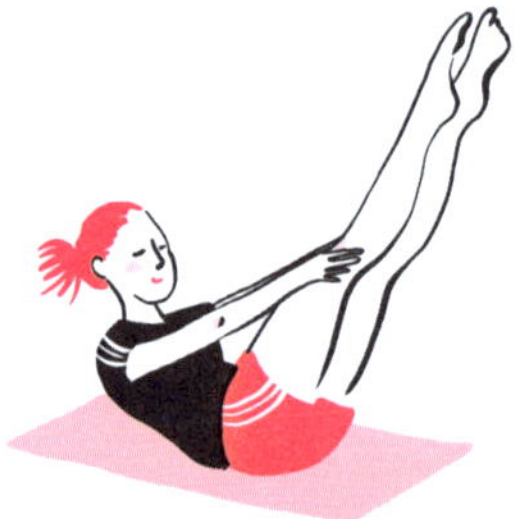

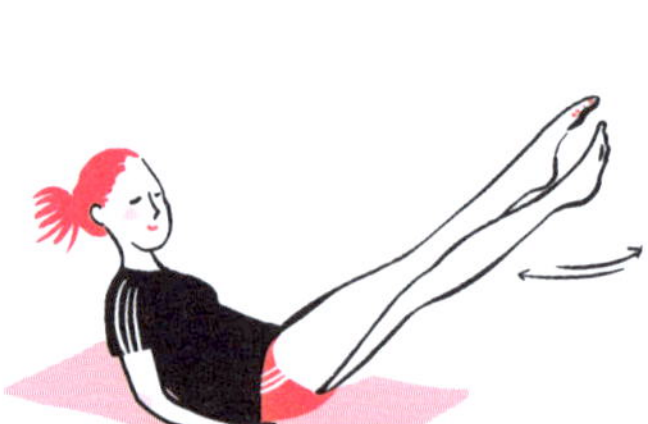

LES ABDOS PAPILLON

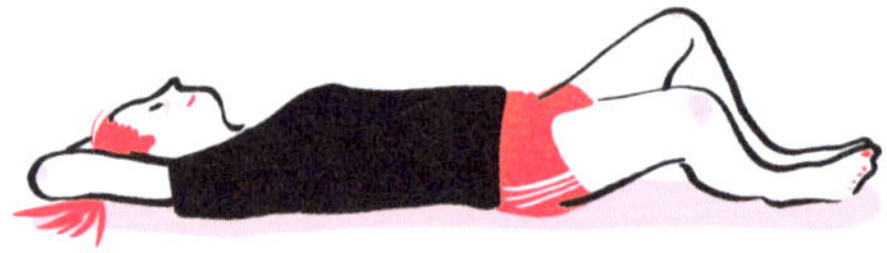

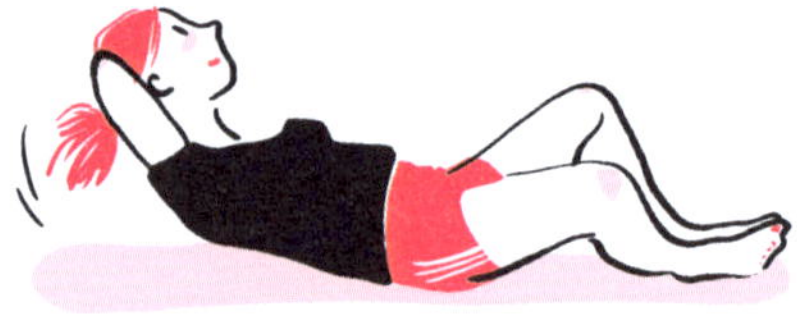

MOWGLI

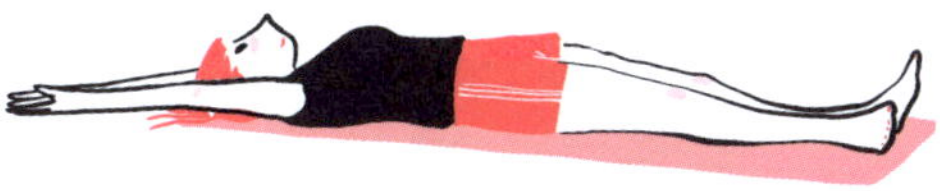

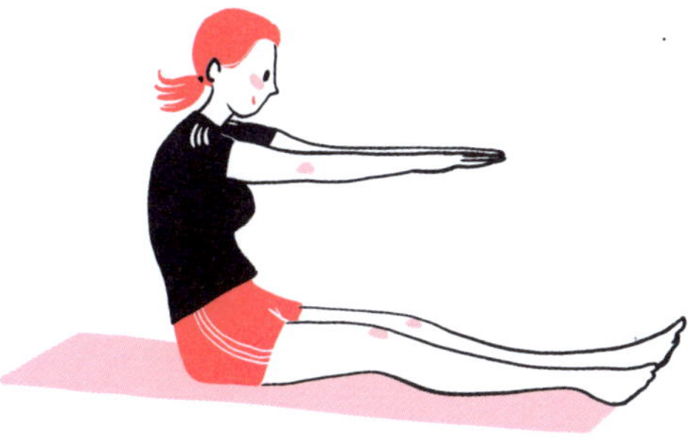

LA GRENOUILLE

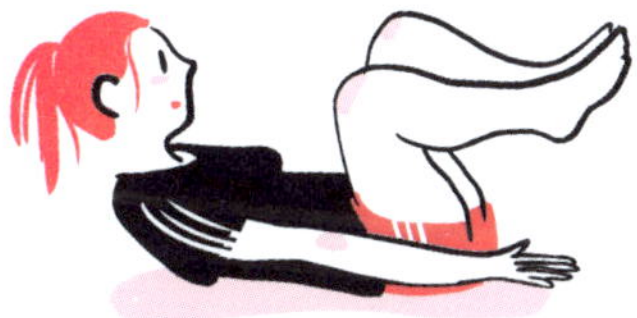

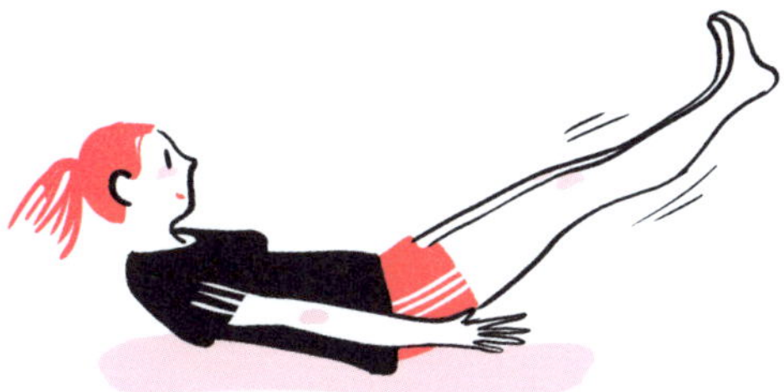

POUR UNE TAILLE FINE

LA SIRÈNE

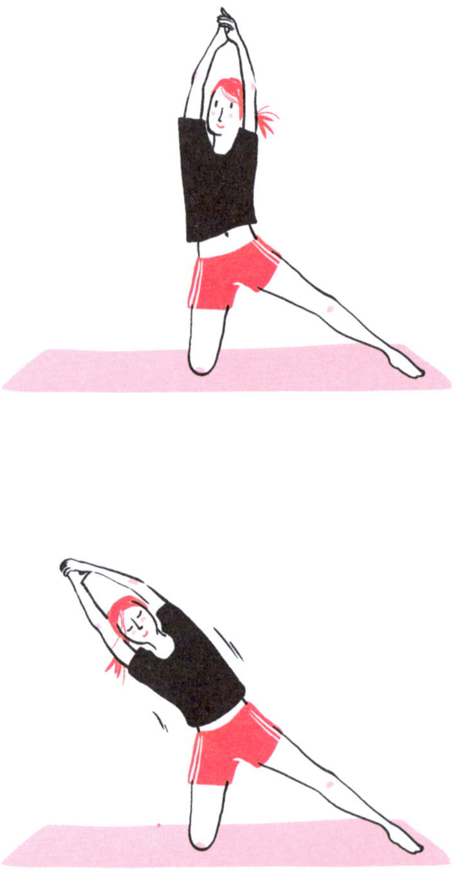

LE BATTEMENT D'AILES

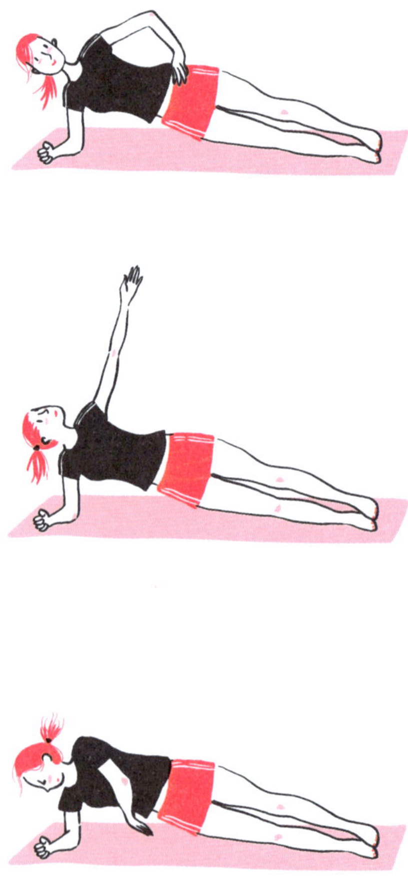

LE GRIMPEUR CROISÉ

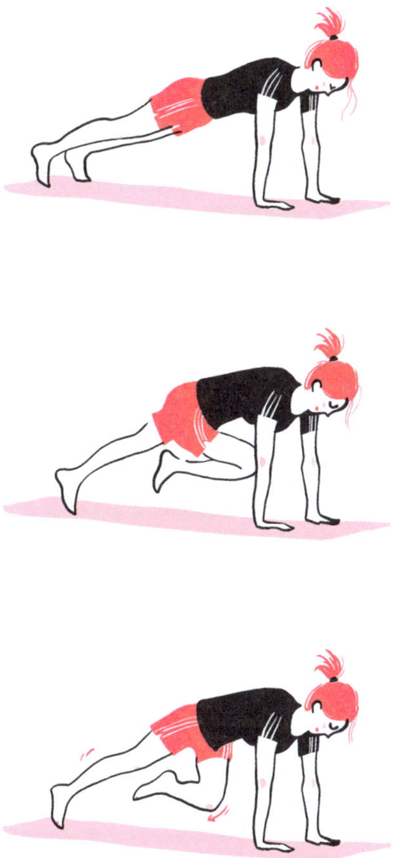

LA BARQUE

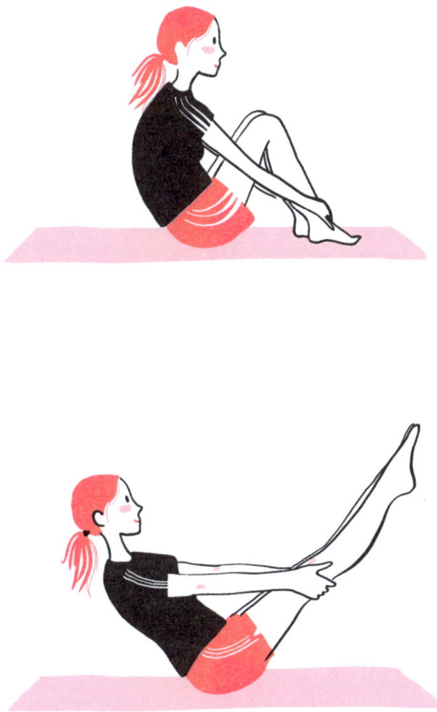

L'INCONTOURNABLE ABDOS/FESSIERS

LA MAJORETTE

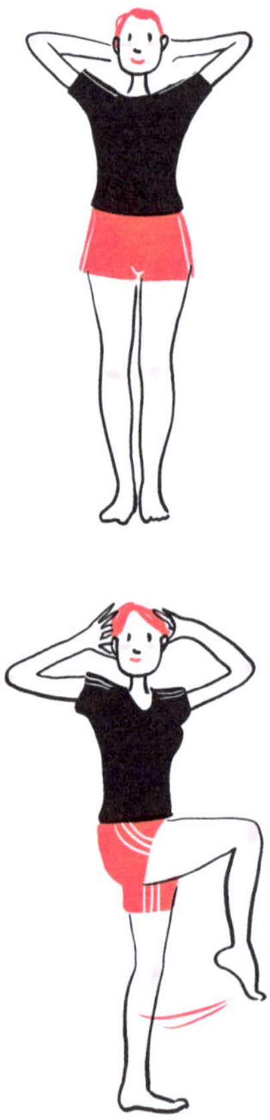

LE BRIDGE

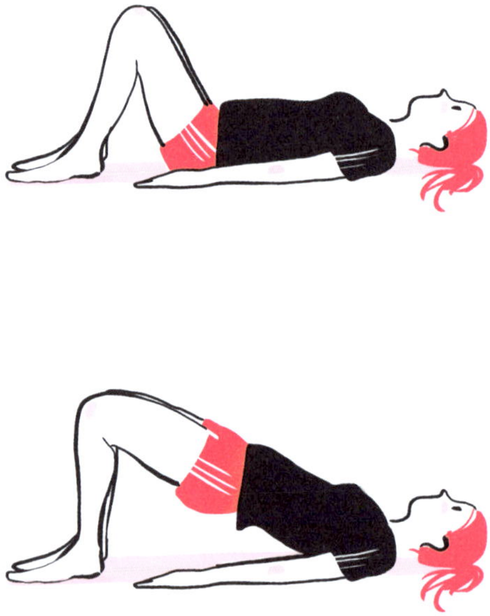

LES HUNDRED

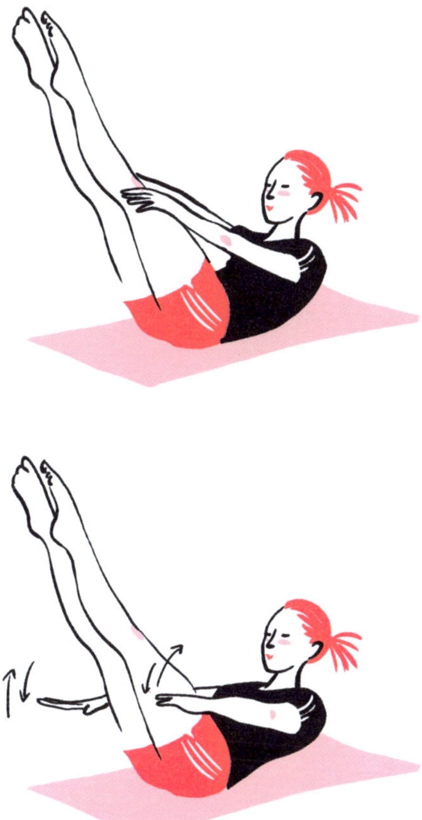

LES BATTEMENTS TRIANGLE

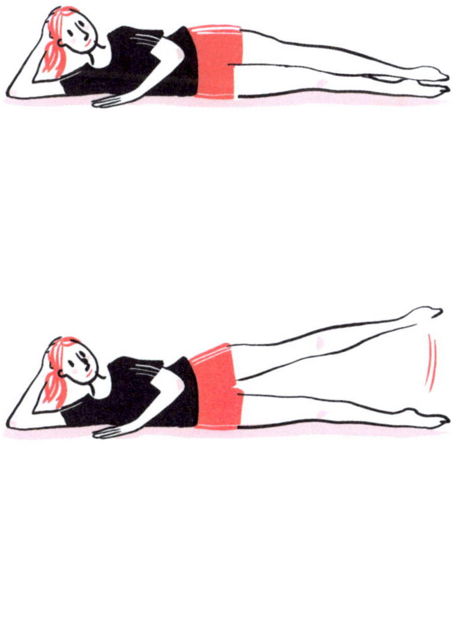

⇨ ZÉRO BLABLA, ÇA VOUS PARLE ?

RETROUVEZ DANS LA MÊME COLLECTION

ANTISTRESS
ASTUCES DE MAMIE
BEAUTÉ NATURELLE
BIKINI
BODY SCULPT
BRÛLE-GRAISSE
CROSS TRAINING
DÉFI BONHEUR
DÉFI RANGEMENT
DÉTOX
FLEURS DE BACH
HIIT
HUILES ESSENTIELLES
MAKE-UP TEINT PARFAIT
MÉDITATION
MINCEUR
NO DÉCHET
PILATES
RUNNING
RUNNING MINCEUR
SANS GLUTEN
SIX PACKS
VENTRE PLAT
YOGA
ZÉRO SUCRE
TUTOS COIFFURE
– 5 KG

PAPIER À BASE DE FIBRES CERTIFIÉES

MARABOUT s'engage pour l'environnement en réduisant l'empreinte carbone de ses livres. Celle de cet exemplaire est de : 500 g éq. CO_2 Rendez-vous sur www.marabout-durable.fr

Achevé d'imprimer en juillet 2019 - Édition 02 sur les presses de Macrolibros en Espagne pour le compte des Éditions Marabout (Hachette Livre), 58 rue Jean Bleuzen Vanves Cedex.

Dépôt légal : avril 2018 – 3250847 – 978-2-501-12691-5